Theresa Cheung
Kraft aus der Natur

Theresa Cheung

Kraft aus der Natur

21 Rituale, um dein inneres Gleichgewicht zu stärken

Aus dem Englischen von Svenja Tengs

ANACONDA

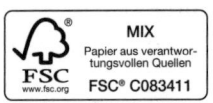

Penguin Random House Verlagsgruppe FSC® N001967

Die Deutsche Nationalbibliothek verzeichnet diese Publikation
in der Deutschen Nationalbibliographie; detaillierte bibliographische Daten
sind im Internet unter http://dnb.d-nb.de abrufbar.

© dieser Ausgabe 2021 by Anaconda Verlag, einem Unternehmen
der Penguin Random House Verlagsgruppe GmbH,
Neumarkter Straße 28, 81673 München
Alle Rechte vorbehalten.
Umschlagmotive: Olga Korneeva / shutterstock.com
Umschlaggestaltung: www.katjaholst.de
Satz und Layout: Achim Münster, Overath
Druck und Bindung: CPI books GmbH, Leck
ISBN 978-3-7306-0957-6
www.anacondaverlag.de

Inhalt

Über die Autorin   7

Danksagungen   9

Einführung: Zurück zur Natur   11

TEIL 1:   EIN GRÜNES ZUHAUSE
          7 NATURRITUALE FÜR DRINNEN   27

Ritual #1:   Grün sehen   29

Ritual #2:   Samen säen   39

Ritual #3:   Strahlen   47

Ritual #4:   Heilkräuter   57

Ritual #5:   Kristallkraft   67

Ritual #6:   Danke sagen   79

Ritual #7:   Fruchtmandalas   89

TEIL 2:   7 RITUALE
          NÄHER AN DER NATUR   99

Ritual #8:   Frische Luft   101

Ritual #9:   Wolken beobachten   111

Ritual #10:   Naturgeräusche   121

Ritual #11:   Sterne beobachten   131

Ritual #12:   Mit den Sinnen erleben   141

Ritual #13:   Fotos schießen   151

Ritual #14:   Wurzeln schlagen   161

TEIL 3:   RAUS INS FREIE
               7 NATURRITUALE FÜR DRAUSSEN   171

Ritual #15: Mondbaden   173
Ritual #16: Sonnenauf- und -untergang   183
Ritual #17: Vogelbeobachtung   193
Ritual #18: Das innere Tier finden   201
Ritual #19: Barfuss gehen   209
Ritual #20: Waldbaden   217
Ritual #21: Mit Wasser verschmelzen   227

Nachwort: Zurück zur Natur   237
Kontaktinformationen   241
Endnoten   243

ÜBER DIE AUTORIN

Seit ihrem Abschluss am King's College in Cambridge hat Theresa Cheung zahlreiche Bestseller über Geist, Körper und Seele geschrieben, darunter zwei Top-10-Titel der *Sunday Times*. Sie hat weit über eine halbe Million Bücher verkauft, die in mehr als 30 Sprachen übersetzt und zu internationalen Bestsellern wurden, darunter *Achtsamkeitsrituale – 21 Wege zu einem glücklicheren Leben* (Anaconda), das bisher in 17 Sprachen erschien. Für Zeitschriften und überregionale Zeitungen hat sie zahlreiche Beiträge über persönliches Wachstum und spirituelle Entwicklung geschrieben und zu ihren Fernseh- und Radioauftritten zählen ein Interview über Spiritualität mit Piers Morgan auf GMTV und ein Gastauftritt in Folge 71 von Russell Brands Podcast *Under the Skin*. Sie arbeitet eng mit Wissenschaftlern auf dem Gebiet der Bewusstseinsforschung und mit dem *Institute of Noetic Sciences (IONS)* zusammen, das für ihre Leserinnen und Leser eine spezielle Website eingerichtet hat: http://noetic.org/Theresa-Cheung/. Theresas Website ist zu finden unter: www.theresacheung.com.

DANKSAGUNGEN

Herzlichen Dank an Jo Lal für ihre Unterstützung bei der Entstehung dieses Buchs und an meine Herausgeberin Fiona Robertson für ihre liebevolle Betreuung des Buchs. Vielen Dank auch an Etan Ilfeld für seine Vision, an Ingrid Court-Jones für ihr hervorragendes Lektorat und an Daniel Culver für seine wunderbare Arbeit in der Korrekturphase. Mein Dank gilt auch Cynthia Hamilton für ihre freundliche Unterstützung und allen bei Watkins Media, die an der Produktion und Promotion dieses Buchs beteiligt waren. Für mich ist es ein Privileg, mit einem Verlag zusammenarbeiten zu können, der auf eine beeindruckende Geschichte zurückschaut und einen hervorragenden Ruf auf dem Gebiet Körper / Geist / Seele genießt.

Ohne die Stimmen von zwei außergewöhnlichen Naturheilpraktikerinnen hätte sich dieses Buch nicht vollständig angefühlt: Krysia Newman und Alexandra Wenman. Ich kann ihnen nicht genug für ihre jeweiligen Kapitel und ihre transformierenden Rituale danken. Sie sind wahrhaft authentische Stimmen der Zurück-zur-Natur-Bewegung. Ich hoffe, ihre Beträge zu diesem Buch werden ihren Heilungsauftrag einem größeren Publikum zugänglich machen. Mein besonderer Dank gilt Krysia für ihre hervorragenden Forschungs- und Schreibbeiträge zu anderen Ritualen in diesem Buch.

Herzlichen Dank an meine weise Agentin Jane Graham Maw (www.grahammawchristie.com) und an meine Leserinnen und Leser, die für mich eine nie versiegende Quelle der Inspiration sind. Und zu guter Letzt danke ich von Herzen Ray, Robert und Ruthie für ihre Liebe in der Zeit, in der ich mich in das heilige Ritual dieses Buchs vertiefen durfte.

ZURÜCK ZUR NATUR

Die meisten haben irgendwann in ihrem Leben gehört, wie die Natur zu ihnen gesprochen hat – höchstwahrscheinlich als sie Kinder waren, aber leider hören viele im Laufe der Jahre nicht mehr hin. Als Gesellschaft sind wir zunehmend von der Verbundenheit mit der Natur abgeschnitten. Das Leben in geschlossenen Räumen und die Auswirkungen dieser Entfremdung untergraben nicht nur unser ganzheitliches Wohlbefinden, sondern auch unser Gefühl von Individualität und Verbundenheit zu anderen. Es stellt sich die Frage: Wie können wir uns wieder mit der Natur verbinden?

»Psst, hör auf die Bäume, sie werden dir den Weg zeigen«, mahnt Na'vi, die weibliche Hauptdarstellerin im Film *Avatar* von 2009. Sie ist eine blauhäutige Humanoide, die ihr Bewusstsein mit Bäumen, Schmetterlingen und allen Bereichen ihrer natürlichen Umgebung teilt. Trotz harter Konkurrenz von Superhelden und epischen Geschichten über Liebe und Tragödien auf dem Meer und im Weltraum ist *Avatar* seit unglaublichen zehn Jahren der umsatzstärkste Film aller Zeiten. Dafür gibt es mehrere Gründe, darunter die außergewöhnlichen Spezialeffekte des Films, aber der wichtigste Grund für den herausragenden Erfolg von *Avatar* ist zweifellos das gelungen umgesetzte und von *Pocahontas* inspirierte Zurück-zur-Natur-Thema. Anscheinend hat die Idee, dass die Natur uns etwas sehr Wichtiges mitzuteilen hätte, wenn wir nur wüssten, wie wir uns mit ihr verbinden und ihr zuhören könnten, einen Nerv getroffen – und tut dies auch weiterhin.

Immer, wenn Sie einen herrlichen Sonnenuntergang, einen majestätischen Berg oder einen glitzernden See bewundern oder sich durch Vogelgesang, den Anblick eines Regenbogens oder eines vorbeiflatternden Schmetterlings beruhigt fühlen, immer, wenn Sie ein aufgeregtes Kribbeln spüren, weil Blitze den Himmel erhellen, Regen niederprasselt oder Bäume sich im Wind wiegen oder Sie einfach nur die Schönheit fallender Herbstblätter, eines sternenbesetzten Himmels oder diamantener Tautropfen an einem frischen Morgen bestaunen, werden Sie von etwas verzaubert, was der romantische Dichter John Keats »die Poesie der Erde« nannte. Sie vernehmen die Stimme der Natur, die Sprache der Erde, die Ihnen ihre lebensverändernde Weisheit vermittelt.

Jüngsten Forschungen zufolge hebt die Ehrfurcht, die wir beim Anblick schöner Natur empfinden, nicht nur unsere Stimmung, sondern wirkt sich auch positiv auf unser Verhalten und die restliche Welt aus.[1] Denn immer, wenn wir Ehrfurcht empfinden, ist die Wahrscheinlichkeit höher, dass wir großzügig und freundlich zu anderen sind. Kurz gesagt: Wenn wir unsere Zeit damit verbringen würden, die Schönheit der Natur wertzuschätzen, wäre unser Planet ein mitfühlenderer und liebevollerer Ort.

ÜBER DIESES BUCH

Kraft aus der Natur ist ein dreiwöchiges Programm mit täglichen Ritualen, die Ihnen dabei helfen sollen, sich wieder mit der nährenden Weisheit und Kraft der Erde zu verbinden. Bei jedem Ritual wird erklärt, wie und warum es wirkt, damit Sie vollkommen verstehen, warum es sich lohnt und wie es Ihre Gesundheit verbessern und Ihr Glück steigern kann.

Egal, ob Sie ein Naturliebhaber sind oder nicht, dieses Buch wird Ihnen neue Impulse geben. Wenn Sie in der Stadt leben oder keine Zeit für Naturaktivitäten haben, ist es besonders hilfreich. Auch wenn in diesem Buch Rituale, Visualisierungen und Zeremonien vorkommen, die mystische Erfahrungen in der Natur begünstigen und die Naturverbundenheit wiederherstellen sollen, basiert es weder auf einer Naturreligion noch auf einem Glaubenssystem. Es geht weder um Umweltschutz noch um einen ökologischen Lebensstil noch um eine auf Bio-Lebensmitteln basierende Ernährung.

Dieses Buch dreht sich einfach um die Wirkkraft von alltäglichen Ritualen, die Sie sowohl drinnen als auch draußen durchführen können, um Ihre Verbindung mit der Natur wiederherzustellen – eine Verbindung, die Ihr natürliches Geburtsrecht ist. Jedes Ritual legt den Schwerpunkt allein auf Sie und ist darauf ausgerichtet, Ihr ganzheitliches Wohlbefinden zu steigern und alle Aspekte Ihres Lebens zum Besseren zu verändern, indem Sie wieder eine heilige Verbindung zur Natur herstellen.

EINE URALTE SEHNSUCHT

Vor vielen Jahrhunderten lebten wir alle im Einklang mit der Natur, weil uns nichts anderes übrigblieb. Wir wurden in der Natur geboren und unser Überleben hing von der Fähigkeit ab, die Natur zu deuten. Innerhalb von Stammeskulturen gab es normalerweise Individuen, die sich mehr als andere darauf spezialisierten, der Natur zuzuhören: Die Schamanen, Heiler und Mystiker deuteten die Zeichen der Natur und machten auf potenzielle Gefahren oder Bedrohungen durch die Umwelt aufmerksam. Diese Menschen griffen auch auf ihr tiefes Verständnis von Natur und ihre intuitiven Fähigkeiten zurück, um anderen dabei zu helfen, ihre innere Landschaft – mit anderen Worten, sich selbst und ihr Leben – besser zu verstehen.

In der Antike wurden Naturelemente als Gottheiten personifiziert, wobei in manchen Kulturen Mutter Erde selbst als höchste Göttin verehrt wurde. Diese uralte Sehnsucht nach einer spirituellen Verbindung mit der Natur ist tief in unserer DNA verwurzelt, wird aber leider allzu oft von der heutigen schnelllebigen, technologielastigen, auf Städte ausgerichteten und materialistischen Welt verdrängt. Diese Marginalisierung ist für uns alle schädlich, doch unter der Entfremdung leiden besonders diejenigen, die von Natur aus sensibel sind und über die intuitive, einfühlsame Fähigkeit verfügen, sich auf ihre Umgebung einzustimmen und früher vielleicht die Rolle einer Schamanin oder eines Schamanen eingenommen hätten.

Heute fühlen sich diese hochsensiblen Menschen in der Regel isoliert und unverstanden und es fällt ihnen schwer, ihre Rolle oder ihren Sinn im Leben zu finden. Schätzungen zufolge identifiziert sich mindestens eine von sieben Personen mit hochsensiblen Eigenschaften. Doch unabhängig davon, ob Sie hochsensibel sind oder nicht – eine überwältigende Anzahl von Forschungsarbeiten deutet daraufhin, dass sich eine stärkere Verbindung mit der Natur vorteilhaft auf die Gesundheit und das Wohlbefinden im Allgemeinen auswirkt.

DIE HEILENDE KRAFT DER NATUR

Wer heutzutage die Natur und ihre Vorzüge erleben möchte, kann Zeit in der Natur, in Gärten oder Parks verbringen oder die Natur einfach in kleinen Dosen genießen, indem man zum Beispiel eine Naturlandschaft aus dem Fenster oder in einem Buch betrachtet oder sie sich lediglich vorstellt. Das klingt alles ganz selbstverständlich. Schließlich hat der Mensch jahrhundertelang in der Natur gelebt und sich in ihr weiterentwickelt, aber aus verschiedenen Gründen ist die mangelnde Interaktion mit der Natur – und die damit einhergehende Teilnahmslosigkeit und schlechte Gesundheit – inzwischen zu einer modernen Krankheit geworden.

Das Problem: Die Botschaft ist so einfach, dass sie nicht zu uns durchdringt und Millionen einfach darauf verzichten, im Wald spazieren zu gehen. Tatsächlich gibt das Natur-Defizit-Syndrom Gesundheitsforschern immer mehr Anlass zur Sorge und soll sich besonders schädlich auf das Wohlbefinden von Kindern auswirken.[2] Mehrere neue Studien bringen Depression, Fettleibigkeit, ADHS (Aufmerksamkeitsdefizitsyndrom) und andere Erkrankungen mit einer Entfremdung von der Natur in Verbindung.[3] Diese Forschungen zeigen, dass die Natur zwar kein Wunderheilmittel für alles und jeden ist, wir uns jedoch mit hoher Wahrscheinlichkeit umso glücklicher und gesünder fühlen, je mehr wir sie erleben und wertschätzen.

Um die heilende Wirkung der Natur weiß ich aus eigener Erfahrung, was mich dazu veranlasst hat, dieses Buch mit großer Leidenschaft zu schreiben. Schon oft habe ich Gesundheit, Trost und einen tieferen Sinn gefunden, wenn ich mich wieder mit der Natur verbunden habe. Ich bin in einem zutiefst zerrütteten Elternhaus aufgewachsen. Immer, wenn es mir zu viel wurde, gab es für meine konfliktbeladene Teenagerseele nichts Tröstlicheres, als mich in ein nahe gelegenes Feld zu legen und zu beobachten, wie die Wolken langsam ihre Form veränderten. Als nach meiner ersten ernsthaften Beziehung mein Herz gebrochen war, erfasste mich beim Anblick eines atemberaubenden Sonnenuntergangs eine unbegreifliche Ruhe. Immer, wenn Menschen gestorben sind, die ich liebte, wurde die Trauer für mich durch den Anblick von Schmetterlingen, weißen Federn und Regenbögen oder einfach durch das Anlehnen an einen Baum erträglicher. Als ich in meiner Karriere mit bitteren persönlichen Enttäuschungen konfrontiert war, hat nichts mein Herz so sehr geheilt wie die Zeit, die ich mit meinem Hund verbrachte. Und wenn ich mich heute erschöpft oder niedergeschlagen fühle, fühle ich mich von der Schönheit von Blumen und dem Gesang von Vögeln auf eine Weise berührt, wie es Therapien oder Selbsthilfebücher niemals könnten.

Bis heute ziehe ich neue Perspektiven und Hoffnung aus einem Waldspaziergang, wenn mir das Leben zu viel wird. Vor zwanzig Jahren traf ich die Entscheidung, direkt neben einen Wald zu ziehen. Dort wohne ich immer noch. Das Gefühl, jeden Morgen nach dem Aufwachen in der Nähe von Bäumen zu sein, verankert, tröstet und inspiriert mich. Den Grund dafür begann ich erst vor ein paar Jahren zu verstehen, als ich herausfand, dass Bäume Experten zufolge eine Art »Bewusstsein« oder die Fähigkeit haben, miteinander zu kommunizieren.[4] Das überrascht mich nicht. Für mich haben sich nicht nur Bäume, sondern alle Aspekte der Natur schon immer zutiefst lebendig und weise angefühlt.

Ich habe, kurz gesagt, persönliche Erfahrungen mit der heilenden Wirkung der Natur gesammelt. Da es momentan so viele Wissenschaftler gibt, die die positiven Effekte der Natur auf unser Wohlbefinden belegen, war für mich der Zeitpunkt gekommen, ein Buch zu schreiben, das andere dazu inspiriert, zu ihren Wurzeln zurückzukehren und sich wieder mit der Weisheit der Natur zu verbinden. Außerdem gibt es keine bessere Methode als die bewährte Kraft des Rituals, um wieder in Kontakt mit der Natur zu treten.

INSTINKTIVE RÜCKVERBINDUNG

Die natürlichste und effektivste Möglichkeit, sich wieder mit der Erde zu verbinden, ist das Ritual, über das sich die Menschen schon im Altertum durch religiöse Kulte und Zeremonien instinktiv mit der Natur verbunden haben, zum Beispiel in Form von Sonnengebeten, heiligen Regentänzen etc. Es stellt auch eine überaus erfolgreiche und wissenschaftlich belegte Methode dar, um das eigene Leben zum Besseren zu verändern.

Rituale werden mit Religion in Verbindung gebracht, aber man muss weder religiös noch spirituell sein oder an ihre Wirkkraft glauben, um sie durchzuführen. Sie sind für jeden geeignet, unabhängig von Kultur, Religion, Glauben oder Unglauben. Rituale sind wiederholbare Handlungen, die man achtsam und im tiefen Bewusstsein ihrer heiligen oder höheren Bedeutung durchführt. Aber funktionieren sie auch?

Die Forschung unterstützt die These von der lebensverändernden Kraft von Ritualen. Zahlreiche Studien zeigen, dass das Gehirn mehr von täglichen Handlungen als von Gedanken gesteuert wird.[5] Veränderung beginnt mit dem, was man wiederholt tut – kleinen alltäglichen Handlungen. Dabei spielt es keine Rolle, was man denkt. Wenn Sie schon einmal nach einem Spaziergang an der frischen Luft bemerkt haben, wie sich Ihre Stimmung verbessert hat, wissen Sie bereits, dass es stimmt. So funktionieren Rituale. Ihre Wirksamkeit liegt in ihrer tatsächlichen Ausübung und in der Eigenschaft, unsere Konzentration auf den gegenwärtigen Moment zu lenken.

Die Absicht – oder der Glaube an die Kraft des Rituals – ist hilfreich, aber es gibt neue faszinierende Forschungen, die belegen, dass man nicht an die Wirkkraft eines Rituals glauben muss, damit es funktioniert.[6] Das Ritual muss nur eine persönliche Bedeutung für Sie haben, d. h. Sie müssen verstehen, warum Sie es ausführen.

Um den Grund besser zu verstehen, wird jedes in diesem Buch aufgeführte Naturritual durch Forschungen belegt. Die entsprechenden Quellen finden Sie in den Endnoten.[7] Es ist beflügelnd, die Wissenschaft hinter jedem Ritual zu verstehen, aber vergessen Sie nicht, dass aus der Perspektive des persönlichen Wachstums nichts so wirkmächtig ist wie die tatsächliche *Handlung*.

Wir haben uns daran gewöhnt zu denken, dass wir lediglich eine bestimmte Absicht festlegen oder die Kraft des positiven Denkens nutzen müssten, um positive Dinge in unser Leben zu holen. Aber genauso wie wir lernen, nicht auf Worte, sondern auf Taten zu vertrauen, stellt sich die Frage, ob das gleiche Prinzip nicht auch für das Gesetz der Anziehung gilt. Könnte es nicht sein, dass das Universum weniger auf unsere Gedanken, sondern vielmehr auf unsere Handlungen reagiert? Was wäre, wenn unser tägliches Handeln dem Universum signalisieren würde, dass es sich lohnt, uns zu vertrauen und in uns zu investieren? Sind unsere täglichen Handlungen vielleicht der wahre Schlüssel für ein bereicherndes Leben? Und ist es möglich, dass das Universum uns nur dann Unterstützung zukommen lässt, wenn unsere Handlungen unseren Absichten entsprechen?

So gesehen sind wir nicht das, was wir denken, sondern das, was wir wiederholt *tun*. Wenn wir eine Handlung oft genug wiederholen, wird sie zur Gewohnheit, aber Gewohnheiten können keine Veränderungen auslösen, weil sie unachtsam ausgeführt werden. Sie haben keine persönliche

Bedeutung. Damit Handlungen zu dauerhaften Veränderungen führen können, müssen sie vor Bedeutung nur so strotzen und *ritualisiert* werden. Dieses Buch bietet Ihnen 21 Naturrituale, die Sie beliebig oft wiederholen können, um Ihr Wohlbefinden auf allen Ebenen zu steigern. Die Rituale werden Ihnen auch dabei helfen, sich mit etwas zu verbinden, das größer ist als Sie selbst, und Ihrem Leben durch das Gefühl der Ehrfurcht, das uns die Natur ganz selbstverständlich einflößt, eine spirituelle oder heilige Dimension verleihen.

Immer wenn Sie durch die Kraft des Rituals mit der Natur in Kontakt treten, verbinden Sie sich im Grunde mit Ihrem wahren Kern, Ihrem authentischen – und manche würden sagen, spirituellen – Selbst.

DIE MACHT DER 21

Die Durchführung dieser 21 Rituale wird Ihnen dabei helfen, Ihren Geist zu erweitern, sich wieder mit der Natur zu verbinden und die lebensverändernde Kraft der Natur zu erleben. Damit die Rituale Ihr Leben wirklich beeinflussen können, müssen Sie sich jedoch fest vornehmen, sie mindestens drei Wochen lang jeden Tag durchzuführen. Dies ist der absolute Mindestzeitraum, der notwendig ist, damit sich eine Aktivität in Ihr Gehirn einprägt und Veränderung bewirkt. Daher liegt der Schwerpunkt in diesem Buch auf 21 Ritualen: Über einen Zeitraum von 21 Tagen können Sie jeden Tag ein neues Ritual durchführen, um sich wieder mit der Natur zu verbinden.

Nach 21 Tagen werden Sie entscheiden, ob Sie alle 21 Rituale noch einmal oder mehrmals wiederholen möchten. Die Chancen stehen gut, dass Sie weiterhin alle Rituale durchführen werden, weil Sie Ihre positive Wirkung bereits spüren. Allerdings sollte Ihr Bewusstsein die Möglichkeit haben, nach drei Wochen neu zu entscheiden. Wenn Sie Ihrem Bewusstsein an Tag eins sagen, dass Sie sich ein Leben lang mit der Natur verbinden werden, besteht durchaus die Möglichkeit, dass es rebelliert, weil es noch keinen Nutzen daraus gezogen hat. Erlauben Sie diesen 21 Ritualen, Ihrem Bewusstsein zu beweisen, dass ihre Wirkung echt ist und es in Ihrem eigenen Interesse liegt, die Naturrituale fest in Ihr Leben zu integrieren.

ANLEITUNG FÜR DIESES BUCH

Über einen Zeitraum von drei Wochen werden Sie dazu ermutigt, in chronologischer Reihenfolge täglich ein neues Naturritual durchzuführen. In der ersten Woche sollten die Naturrituale in geschlossenen Räumen stattfinden, da sie darauf ausgerichtet sind, Ihren Geist für eine ganz neue Natur und die damit verbundene Kraft zu öffnen. In der zweiten Woche können Sie gern die Tür öffnen und an die frische Luft gehen. Dann können die Rituale im Freien oder, wenn Ihnen das zu früh erscheint, in der Nähe eines offenen Fensters oder einer offenen Tür durchgeführt werden. In der letzten Woche müssen Sie für manche Rituale in die Natur fahren, doch sie können auch in einem Garten, falls Sie einen haben, oder in einem nahe gelegenen Park oder

Naturgebiet durchgeführt werden. Der langsame Übergang von Ritualen im Innenbereich zu Ritualen im Außenbereich ist beabsichtigt, um den Weg zurück zur Natur zu erleichtern.

Jedes Ritual ist einfach durchzuführen und so gestaltet, dass es ein natürlicher Bestandteil Ihres Alltags und hoffentlich auch Ihres Lebens wird. Sie brauchen keine teuren Hilfsmittel, nur einen offenen Geist, ein offenes Herz und die Bereitschaft, sich auf 21 Tage zu verpflichten. Am Ende jedes Rituals finden Sie den Übersichtskasten »Fürs Protokoll«, der Sie daran erinnern soll, in einem speziellen Zurück-zur-Natur-Tagebuch Ihre Gedanken zu jedem Ritual festzuhalten. Darin können Sie auch von der Wirkung berichten, die Sie durch die Rückverbindung mit der Natur in Ihrem Leben spüren. Kaufen Sie einfach ein leeres Notizbuch – wenn es grün ist, umso besser – und schreiben Sie nach jedem Naturritual Ihre Eindrücke auf. Nach Abschluss der drei Wochen möchten Sie vielleicht das gesamte Programm wiederholen oder diejenigen Rituale auswählen, die Sie am meisten angesprochen haben, und sie so oft wie möglich wiederholen. Zögern Sie nicht, diese 21 Rituale als Ausgangspunkt zu nehmen, von dem aus Sie weitermachen und Ihre eigenen Naturrituale kreieren können. Ganz egal, auf welcher Stufe Sie sich gerade befinden – ich würde mich freuen, wenn Sie mich kontaktieren, um mir von Ihren Naturgeschichten zu schreiben. Vielleicht möchten Sie sich auch mit den beiden Naturheilpraktikerinnen in Verbindung setzen, die zwei Rituale zu diesem Buch beigetragen haben. Es ist an der Zeit, sie Ihnen vorzustellen.

NEUE STIMMEN

In den vielen Jahren, in denen ich Bestseller über Spiritualität und persönliches Wachstum geschrieben habe, wurde ich oft gefragt, wo die wissenschaftlichen Belege oder Beweise zu finden seien.

Als Reaktion darauf habe ich in diesem Buch einen größeren Fokus auf die Wissenschaft gelegt und jedes Naturritual mit Forschungsquellen belegt (siehe Endnoten, Seite 243). Außerdem habe ich es mir in den letzten fünf Jahren ebenfalls zur Aufgabe gemacht, mich weniger auf anekdotische Evidenz, sondern mehr auf wissenschaftliche Forschung zu stützen, damit Skeptiker meine Inhalte nicht so leicht abtun können. In dieser Zeit habe ich mir wissenschaftlichen Rat geholt, um mehrere Bücher zu schreiben, und das *Institute of Noetic Sciences (IONS)*, das über ein führendes Wissenschaftsteam auf dem Gebiet der Bewusstseinsforschung verfügt, hat sogar eine Landingpage für meine Leserinnen und Leser eingerichtet. Weitere Informationen über diese Website und die kostenlosen Geschenke, die dort auf Sie warten, erfahren Sie in Ritual 10: Naturgeräusche (siehe Seite 121).

Ich bin keine Heilpraktikerin, sondern Autorin und Forscherin, weshalb ich Ihnen zwei Zurück-zur-Natur-Heilpraktikerinnen vorstellen möchte, die meiner Einschätzung nach wahre Koryphäen auf ihrem Gebiet sind. Im Laufe der Jahre, in denen ich Bücher über persönliches Wachstum und spirituelle Entwicklung geschrieben habe, bin ich vielen Heilpraktikern begegnet, war jedoch oft aus dem einen oder anderen Grund nicht wirklich von ihnen überzeugt.

Inspiriert von meiner Zusammenarbeit mit Wissenschaftlern und den aufgedeckten Forschungsergebnissen, begab ich mich auf die Suche nach Naturheilpraktikern, die ihre Klienten dazu ermutigen, sich wieder mit der Natur zu verbinden. Nachdem ich mich von ihrer Aufrichtigkeit und Authentizität überzeugt hatte und spürte, dass ihre Arbeit ihre Berufung war und es ihnen nicht um ihr Ego oder ihre Einnahmen ging, sprang ich über meinen Schatten und fragte die beiden, ob sie Lust hätten, ein nachweislich heilsames Ritual beizusteuern, das sie auch ihren Klienten empfehlen würden. Ich freute mich sehr über ihre Zustimmung. Meiner Meinung nach sind sie das perfekte Sprachrohr für die Naturheilkunde, weil sie leben, was sie lehren – jede auf ihre Weise.

Wenn Sie also die 21 Rituale in diesem Buch durcharbeiten, sollten Sie sich bewusst sein, dass Ritual 5 von der Alchemistin und Kristallheilexpertin Alexandra Wenman und Ritual 14 von der intuitiven ganzheitlichen Therapeutin Krysia Newman stammt. In den jeweiligen Ritualen erfahren Sie mehr über diese mitfühlenden Personen und die Möglichkeit, Kontakt zu ihnen aufzunehmen.

EINLADUNG AN SIE

Abschließend möchte ich die Gelegenheit nutzen und Sie einladen, sich von der heilenden Wirkung dieser 21 Rituale zu überzeugen, indem Sie sich mit der Natur verbinden. Wie bereits erwähnt, würde ich mich freuen, von Ihnen zu hören, da mir jedes Feedback willkommen ist, insbesondere nachdem Sie die 21 Rituale durchgeführt haben. Auf Seite 241 erfahren Sie, wie Sie mich kontaktieren können. Sind Sie bereit, sich selbst, andere und diesen lebenden Planeten besser zu verstehen? Haben Sie Lust, Ihre Reise zu einem glücklicheren, gesünderen und erfüllteren Leben zu beginnen, indem Sie sich wieder mit der Natur verbinden? Wir beginnen bei Ihnen zu Hause, dem Ort, an dem Ihr Herz sich am wohlsten fühlt.

TEIL 1

EIN GRÜNES ZUHAUSE

7 NATURRITUALE FÜR DRINNEN

Die sieben Rituale in diesem Abschnitt sollten über einen Zeitraum von sieben Tagen durchgeführt werden, wobei pro Tag ein neues Ritual auszuüben ist. Die ideale Zeit ist entweder direkt morgens nach dem Aufwachen oder abends vor dem Schlafengehen, aber eigentlich ist die Tageszeit nicht so wichtig. Entscheidend ist vielmehr, dass Sie sich jeden Tag eine ruhige Zeit für die Durchführung der Rituale freihalten.

Im Gegensatz zu den übrigen 14 Ritualen in diesem Buch sind diese Rituale so konzipiert, dass sie in Innenräumen durchgeführt werden können. Da viele ihr Leben hauptsächlich drinnen verbringen, ist diese Woche der Naturrituale besonders relevant und wichtig, vor allem wenn Sie sich schon länger nicht mehr in der Natur aufgehalten haben, keinen eigenen Garten haben oder es für Sie nicht so leicht ist, einen Park oder Wald in der Nähe aufzusuchen. Diese Heilungsrituale helfen Ihnen dabei, sich von zu Hause aus naturverbundener zu fühlen, und bereiten Sie darauf vor, nach draußen zu gehen und sich eine Dosis Natur zu holen. Die Rituale werden das Wunder und die Schönheit der Natur direkt in Ihr Zuhause und Ihr Herz bringen.

GRÜN SEHEN

Kaum jemand zweifelt noch daran, dass Farbe unsere Stimmung und Emotionen beeinflussen kann, und nach Ansicht von Farbheilern – oder sogenannten Chromotherapeuten – beeinflussen Farben den Energiefluss und das Energieniveau in unserem Körper. Jeder Farbton hat seine eigene Energiefrequenz und bei der Chromotherapie werden Farben gezielt eingesetzt, um Gesundheit und Heilung zu fördern.

Mit anderen Worten: Die Farbtöne, die Sie tragen und mit denen Sie sich umgeben, können Ihre Stimmung und Ihr ganzheitliches Wohlbefinden beeinflussen. Die wenigsten schenken den Farben in ihrem Leben genügend Aufmerksamkeit. Daher besteht Ihr erstes Naturritual darin, Ihre Aufmerksamkeit auf die Farbe zu lenken, die am stärksten mit der Natur assoziiert wird: Grün.

DIE WIRKUNG

Welche Wirkung übt es auf uns aus, Grün zu tragen und zu sehen?

Farben können unsere Gesundheit und unser Wohlbefinden beeinflussen und sich auch auf den Geschmacks- und Geruchssinn auswirken.[8] Laut einer Studie verbessern sich die Stimmung und das Wohlbefinden von Menschen, die unter einer saisonal-affektiven Störung leiden, wenn sie regelmäßig die Farbe Grün sehen.[9]

Im Allgemeinen sind sich Farbtherapeuten einig darüber, dass Grün eine überaus heilsame und ausgleichende Farbe ist – insbesondere die in der Natur vorkommenden Grüntöne. Die meisten assoziieren Grün unbewusst mit Jugend, Wachstum und Neuanfang oder auch mit Fortschritt und Weiterkommen, wofür auch der Ausdruck »grünes Licht geben« steht. Auch von Werbefirmen wird die Farbe aufgrund ihrer starken Assoziation mit natürlicher Heilung eingesetzt.

Farbtherapeuten zufolge ist Grün besonders vorteilhaft für das Herz, die Lunge und den Blutkreislauf. Die Farbe hat sowohl eine anregende als auch eine entspannende Wirkung, vielleicht weil sie eine Kombination aus beruhigendem Blau und belebendem Gelb ist. In der traditionellen indischen Medizin gibt es im Körper Energiezentren, die sogenannten Chakren, und die Farbe Grün wird mit dem vielleicht aktivsten und heilsamsten Energiezentrum im Körper in Verbindung gebracht: dem Herzchakra. In ähnlicher Weise geht man davon aus, dass grüne Edelsteine Gleichgewicht, Heilung und Optimismus fördern.

ERLEBNISBERICHT

Sobald ich meine Teenagerjahre erreicht hatte, wurde Schwarz zu meiner Markenfarbe. Ich war ein Grufti und trug während meines Studiums sowie der zehn Jahren danach ausschließlich Schwarz. Die schwarze Kleidung war für mich wie eine Uniform. Ich dachte nicht einmal darüber nach, eine andere Farbe zu tragen. Ich hatte überhaupt keine Ahnung, wie sehr sich meine schwarze Garderobe letzten Endes auch auf meine Stimmung auswirkte, bis ich anfing, Englisch zu unterrichten und vor einer Klasse pubertierender Jugendlicher stand.

Ich weiß noch, wie ich zum ersten Mal in den Klassenraum kam, um meine Schülerinnen und Schüler zu begrüßen. Ich war voller Tatendrang und lächelte strahlend. Ein Meer aus ausdruckslosen Gesichtern starrte zurück. Je mehr ich lächelte, desto unglücklicher sahen sie aus. Es fiel mir sehr schwer, irgendeine Art von Verbindung mit ihnen aufzubauen.

Diese unangenehme Situation zog sich über mehrere Wochen, bis ich hörte, wie einer meiner Schüler sagte, dass ich in Trauer sei. Zuerst fragte ich mich, wie er darauf kam, aber dann fiel es mir wie Schuppen von den Augen: Es lag an meiner schwarzen Kleidung.

Für mich war es nicht leicht, weniger Schwarz zu tragen, aber am nächsten Tag beschloss ich, meiner Garderobe einen Farbtupfer hinzuzufügen. Ich kaufte einen leuchtend grünen Schal und trug ihn im Klassenzimmer. Ich dachte nicht, dass er einen Unterschied machen würde, aber so war es. Die Jugendlichen waren zugänglicher als sonst. Außerdem fiel mir auf, dass ich mich energischer fühlte. War es möglich, dass ein grüner Schal so viel bewirken konnte?

Damals wusste ich noch nichts über Farbtherapie. Wahrscheinlich inspirierten mich meine Intuition und meine Liebe zur Natur dazu, die perfekte Farbe zu tragen, die mir dabei half, das Eis mit meinen Schülern zu brechen. Nachdem ich mehr Farben in meine Garderobe eingeführt hatte, stellte ich einen deutlichen Stimmungsumschwung fest, sowohl bei meinen Schülern als auch bei mir selbst, doch seit jenem Unterrichtstag ist Grün meine Glücksfarbe geblieben. Immer, wenn ich diese Farbe trage oder sehe, fühle ich jede Menge positive Energie und Optimismus.

DAS RITUAL ZUM LEBEN ERWECKEN

Dieses Ritual nimmt etwa fünf Minuten Ihrer Zeit in Anspruch und eignet sich ideal für die frühen Morgenstunden, bevor Sie sich anziehen und den Tag beginnen. Dabei greifen Sie auf die Technik der Visualisierung und Ihre Vorstellungskraft zurück und werden Dinge vor Ihrem geistigen Auge sehen.

Suchen Sie sich zunächst ein ruhiges Plätzchen, wo Sie bequem sitzen können und nicht gestört werden. Stellen Sie dann einen Timer auf fünf Minuten und schließen Sie die Augen. Atmen Sie ein paar Mal tief ein und nehmen Sie wahr, wie sich Ihr Körper anfühlt. Entspannen Sie Ihr Gesicht, Ihre Schultern und den Rest Ihres Körpers. Hören Sie die Geräusche in Ihrer Umgebung. Achten Sie dann auf Ihre Atmung, aber versuchen Sie nicht, sie zu kontrollieren. Während sich Ihr Körper entspannt, erzeugen Sie im Geist ein Bild der Farbe Grün. Visualisieren Sie so viele verschiedene Grüntöne wie möglich. Stellen Sie sich zum Beispiel grüne Blätter, grüne Pflanzen, grüne Felder, grüne Gegenstände oder einfach die Farbe selbst so lebhaft wie möglich vor. Denken Sie an alle Grüntöne in der Natur und tauchen Sie in diese Farbe ein. Genießen Sie es, Grün zu sehen.

Wenn der Timer abgelaufen ist, konzentrieren Sie sich wieder auf Ihren Atem. Nehmen Sie ihn erneut wahr und fühlen Sie, wie Sie mit jedem Atemzug energischer werden. Richten Sie dann Ihre Aufmerksamkeit auf die Geräusche, die Sie in Ihrer Umgebung hören. Öffnen Sie Ihre Augen und strecken Sie sich. Sie können diese Visualisierung ritualisieren und zum Leben erwecken, indem Sie nach etwas Grünem in ihrer Nähe suchen und es betrachten, zum Beispiel das Gras vor Ihrem Fenster oder ein grüner Gegenstand bei Ihnen zu Hause. Es spielt keine Rolle, was es ist, suchen Sie einfach nach Grün.

Wenn Sie grüne Kleidungs- oder Schmuckstücke besitzen, tragen Sie sie auf jeden Fall heute, und suchen Sie den ganzen Tag aktiv nach der Farbe Grün. Immer, wenn Sie sie sehen, denken Sie an ihre heilende und ausgleichende Wirkung.

HINDERNISSE

Wenn Ihre Gedanken während dieses Rituals abschweifen – und die Wahrscheinlichkeit dafür ist hoch –, sollten Sie sich weder über sich selbst ärgern noch ihre Sicht vom Ärger einschränken lassen. Nehmen Sie einfach wahr, wie Ihre Gedanken abschweifen, und führen Sie ihren Geist sanft zur natürlichen Ruhe der Farbe Grün zurück.

Vielleicht haben Sie noch nie eine Visualisierung durchgeführt. Wenn dies der Fall ist, denken Sie daran, dass diese Fähigkeit von erfolgreichen Sportlern, Erfinderinnen und Geschäftsleuten eingesetzt wird, um Erfolgschancen zu verbessern.[10] Sie ist weder Zeitverschwendung noch Tagträumerei, sondern eine bewährte Technik.

Wenn es Ihnen schwerfällt, Farben deutlich zu sehen, oder Sie im Fall einer Farbenfehlsichtigkeit Gelb-, Rot- und Grüntöne nicht voneinander unterscheiden können oder in stumpferen Farben wahrnehmen, als sie normalerweise sind, dann können Sie die Farbe Grün stattdessen spüren. Blinde Menschen haben festgestellt, dass sie ihre Umgebung vor ihrem geistigen Auge »sehen« können, wenn sie mit einem Begleiter, der ihnen die Szenerie genau beschreibt, in ein Naturgebiet fahren. Sie können die unterschiedlichen Farben fühlen.

Und wenn Sie nicht davon überzeugt sind, dass eine Visualisierung der Farbe Grün zu Ihrer Gesundheit und Ihrem Wohlbefinden beiträgt, ist das auch in Ordnung. Führen Sie einfach das Ritual durch, suchen Sie nach Grün und achten Sie darauf, wie Sie sich in den kommenden Tagen fühlen. Es ist nicht nötig, an Rituale zu glauben. Sie sollten lediglich die Beweggründe oder die persönliche Bedeutung eines Rituals kennen – in diesem Fall besteht das Anliegen darin, Körper, Geist und Herz für die Farbe Grün zu öffnen. Je wohler Sie sich mit Grün fühlen, desto mehr werden Sie sich wahrscheinlich mit der Natur im Einklang fühlen.

TUN SIE'S

Für dieses Ritual brauchen Sie keine Vorbereitungen zu treffen. Probieren Sie es einfach aus. Es ist ganz leicht. Schließen Sie lediglich die Augen und stellen Sie sich die Farbe Grün vor. Ritualisieren Sie den Vorgang, indem Sie sich daran erinnern, dass Grün harmonisierend wirkt und Ihnen Ruhe, Optimismus und eine neue Perspektive gibt.

NACH VORNE BLICKEN

Wenn Sie noch einen Schritt weitergehen wollen, können Sie einen kleinen grünen Kristall kaufen, den Sie bei diesem Ritual vor sich legen. Sie können ihn auch in Ihrer Hand- oder Hosentasche bei sich tragen. Über die Wirkkraft von Kristallen erfahren Sie mehr in »Ritual 5: Kristallkraft« (siehe Seite 67), aber Kristalle kommen, kurz gesagt, aus der Erde und scheinen über ein Energiefeld zu verfügen, das auf unseres einwirkt. Aventurin ist ein Kristall, der für seine schöne grüne Farbe bekannt ist und persönliches Wachstum, Gesundheit, Wohlbefinden und Glück fördern soll. Er wird mit dem Herzchakra in Verbindung gebracht und ist ein tröstender Stein. Ein weiterer grüner Kristall mit heilenden Kräften ist Jade, von dem seit langem angenommen wird, dass er Fülle, Überfluss und Glück bringt.

Unabhängig davon, ob Sie die Arbeit mit Kristallen in dieses Ritual einbeziehen oder nicht – nutzen Sie es als Antrieb dafür, neue Wege zu suchen, um die Farbe Grün mehr in Ihre Garderobe, Ihren Schmuck, Ihr Zuhause, Ihr Büro und Ihr ganzes Leben zu integrieren. Übertreiben Sie es nicht und streichen Sie nicht gleich Ihr ganzes Zuhause grün an, denn wie in allen Bereichen des Lebens geht es auch hier darum, das Mittelmaß zu finden. Außerdem steht Grün für Ausgewogenheit, aber achten Sie von jetzt an auf all die wunderbaren Grüntöne in Ihrem Wohn- und Arbeitsbereich. Stellen Sie einfach sicher, dass Grün nicht unsichtbar für Sie wird. Da sie nun die heilenden Kräfte dieser Farbe kennen, sollten Sie jedes Mal ein Ritual durchführen, wenn Sie sie sehen. Betrachten Sie die Farbe mit frischem Blick.

FÜRS PROTOKOLL

Verbindungsritual mit der Natur: Visualisieren Sie die Farbe Grün für fünf Minuten und suchen Sie dann Ihre Umgebung nach Grün ab.

Die Theorie: Grün ist die Farbe der Harmonie, des Friedens, des Optimismus und der Heilung. Es ist kein Zufall, dass sie von allen Farben am häufigsten mit der Natur in Verbindung gebracht wird.

Die Übung: Achten Sie darauf, wie Sie sich nach diesem Ritual fühlen und vor allem, ob Sie den Drang verspüren, nach draußen zu gehen und die Farbe Grün in ihrer natürlichen Umgebung zu erleben. Immer, wenn Sie sich gestresst fühlen, können Sie innehalten, die Augen schließen und Grün sehen. Nehmen Sie das Gefühl der dadurch freigesetzten natürlichen Harmonie und Hoffnung wahr. Notieren Sie in Ihrem Zurück-zur-Natur-Tagebuch mit idealerweise grünem Einband alle Beobachtungen und Gefühle, die Ihnen auffallen.

RITUAL #2

SAMEN SÄEN

Indem Sie Elemente aus der Natur in Ihre Wohn- und Arbeitsumgebung integrieren, können Sie die negativen psychologischen und physiologischen Auswirkungen des fehlenden Naturkontakts minimieren.

Mit anderen Worten: Wenn es Ihnen wie den meisten heutzutage geht und Sie die meiste Zeit drinnen verbringen, können eine grün gestrichene Wand, Bilder von Naturszenen, Holzmöbel, Steinornamente, Wasserbrunnen, Topfpflanzen, Blumen und andere natürliche Aspekte zu einer positiven Reaktion führen und vielleicht sogar Ihren Verstand zu der Annahme verleiten, dass Sie sich in der Natur aufhalten.

DIE WIRKUNG

Biophilie ist der philosophische Begriff, mit dem sowohl die angeborene Verbindung zwischen dem Menschen und seiner natürlichen Lebenswelt als auch die Einrichtung des Wohn- und Arbeitsbereichs mit Naturelementen beschrieben wird.[11]

Studien haben gezeigt, dass Unternehmen ihre Produktivität durch die Einführung biophiler Merkmale am Arbeitsplatz erheblich gesteigert haben. Auch die Stimmung und Gesundheit von Krankenhauspatienten verbessert sich, wenn Pflanzen und Blumen in der Nähe sind.[12, 13] Durch dieses Ritual werden Sie vermehrt darauf achten, dass es bei Ihnen zu Hause und am Arbeitsplatz immer viele lebende Pflanzen gibt.

ERLEBNISBERICHT

Als ich vor etwa zwanzig Jahren eine Familie gründen wollte, stellte ich fest, dass schwanger zu werden gar nicht so einfach war, wie ich es mir vorgestellt hatte. Dafür gab es wahrscheinlich mehrere Gründe, allen voran, dass ich oft sehr gestresst war, weil mein Mann und ich kurz zuvor von London nach Texas umgezogen waren. Der Umzug war ein angenehmer, aber doch belastender Kulturschock. Schließlich beschlossen wir, uns von einer Fertilitätsspezialistin beraten zu lassen, die uns eine Behandlung ans Herz legte. Um es kurz zu machen: Die Therapie schlug sechs Monate später an und ich wurde schwanger. Es fühlte sich wie ein Wunder an. Natürlich spielte die medizinische Behandlung eine Rolle, aber vom ersten Tag an ermutigte mich die Ärztin auch, meinen Wohn- und Arbeitsbereich unter die Lupe zu nehmen.

Sie sagte mir, ich solle darauf achten, viel frische Luft zu bekommen, weil ich durch das Schreiben viel Zeit drinnen verbrachte. Außerdem riet sie mir, Zimmerpflanzen zu kaufen – und zwar viele –, um die Luft zu reinigen und zu befeuchten. Sie sagte, dies würde sich gut auf meine Stimmung und Gesundheit auswirken, und meinte scherzhaft, so könnte ich schon mal üben, mich um etwas zu kümmern, dessen Überleben von mir abhing.

Natürlich befolgte ich den Rat und stellte viele Pflanzen und Blumen in meine Wohn- und Arbeitsbereiche. Zuerst fühlte es sich wie eine lästige Pflicht an, aber nach ein oder zwei Wochen begann ich sehr stolz auf meinen »Innengarten« zu sein. Ich wollte sehen, wie meine Pflanzen gediehen. Durch die tägliche Pflege konnte ich Stress abbauen. Damals sah ich den Zusammenhang nicht, aber rückblickend bin ich davon überzeugt, dass sich der Umstand, in der Nähe von Pflanzen zu sein und sie zu pflegen, positiv auf meine Stimmung und mein Wohlbefinden und vielleicht sogar auf meine Fruchtbarkeit ausgewirkt hat.

DAS RITUAL ZUM LEBEN ERWECKEN

Für dieses Ritual müssen Sie eine Zimmerpflanze kaufen. Es spielt keine Rolle, um welche Pflanze es sich handelt, und sie muss nicht teuer sein – welke Pflanzen werden oft zu ermäßigten Preisen angeboten. Sie zu retten stellt eine wunderbare Übung dar, die zugleich verhindert, dass die Pflanze im Müll landet. Achten Sie nur darauf, dass es sich um eine möglichst grüne Zimmerpflanze handelt.

Stellen Sie Ihre Pflanze zu Hause oder in Ihrem Büro an einen Ort, an dem Sie sie jeden Tag sehen. Wenn sie auf der Fensterbank stehen muss, um genug Tageslicht zu erhalten, stellen Sie sie dorthin, aber befolgen Sie die jeweilige Pflegeanleitung. Düngen und gießen Sie Ihre Pflanze je nach Bedarf.

Wenn Sie einen guten Ort für Ihre Pflanze gefunden haben und bereit sind loszulegen, stellen Sie einen Timer auf zwei Minuten. Sehen Sie sich in dieser Zeit Ihre neue Pflanze genau an. Schenken Sie ihr Ihre volle Aufmerksamkeit. Betrachten Sie ihre Farbe, Form und Textur. Geben Sie ihr Ihre Liebe und Dankbarkeit. Stellen Sie sich vor, wie diese Pflanze wachsen und sich verändern wird. Wenn der Timer abgelaufen ist, versprechen Sie ihr mit lauter Stimme, sich so gut wie möglich um sie zu kümmern. Danken Sie der Pflanze bei diesen Worten dafür, dass sie Sie mit der lebendigen Natur verbindet.

HINDERNISSE

Die Pflege von Pflanzen erfordert Engagement, denn wenn sie gedeihen sollen, müssen sie regelmäßig gepflegt werden. Wenn Sie nicht viel Zeit haben, um sich ausgiebig um eine Pflanze zu kümmern, kaufen oder leihen Sie sich am besten pflegeleichte Pflanzen wie Kakteen und Sukkulenten. Zu weiteren pflegeleichten Pflanzen gehören auch Grünlilien, Drachenbäume, Elefantenfüße und Kolbenfäden, da sie nicht eingehen, wenn man sie vernachlässigt. (Nach Ansicht von NASA-Wissenschaftlern eignet sich der leicht zu züchtende Gemeine Efeu am besten für die Luftfilterung). Wenn Sie immer noch glauben, keine Zeit erübrigen zu können, denken Sie an die nachgewiesene stimmungsaufhellende und gesundheitsfördernde Wirkung von Pflanzen in Wohn- und Arbeitsbereichen. Sie reinigen und befeuchten die Luft und haben ähnliche psychologische und physiologische Effekte wie die Natur.

Es kann natürlich gut sein, dass Sie schon einige Zimmerpflanzen besitzen. In diesem Fall kann das Ritual dazu dienen, Ihren Umgang mit ihnen zu überdenken und sich wieder mit neuem Eifer um sie zu kümmern. Sorgen Sie dafür, dass Ihre Pflanzen so schön wie möglich aussehen. Für dieses Ritual können Sie Ihre Lieblingspflanze auswählen. Denken Sie daran: Je mehr lebende Pflanzen es in Ihrer Umgebung gibt, desto besser.

Sollten Sie sich bei diesem Ritual albern dabei fühlen, laut zu Ihrer Pflanze zu sprechen, können Sie die Worte auch im Stillen formulieren. Wichtig ist, dass das Ritual Ihnen dabei hilft, eine Verbindung zwischen Ihnen und einem anderen Lebewesen herzustellen. Nicht wenige Wissenschaftler und Botaniker gehen davon aus, dass Pflanzen Gefühle haben – und wer weiß, vielleicht ist tatsächlich etwas daran. Seit Jahrzehnten ist Prinz Charles dafür bekannt, dass er mit seinen Pflanzen und Blumen spricht. Sie befinden sich also in guter Gesellschaft.

TUN SIE'S

Nehmen Sie sich heute etwas Zeit, um in ein Blumenge-schäft oder einen Supermarkt zu gehen und eine Zimmer-pflanze zu kaufen. Es wird nicht sonderlich lange dauern. Nehmen Sie sich beim Kauf der Pflanze fest vor, sich so gut wie möglich um sie zu kümmern. Wenn sie gedeiht, bedeu-tet das, dass in Ihrem Innenbereich eine gute Energie für Wachstum und neues Leben herrscht.

NACH VORNE BLICKEN

Gehen Sie einen Schritt weiter und ziehen Sie so viele Zim-merpflanzen auf, wie Sie wollen. Tatsächlich gilt: Je mehr Pflanzen und Blumen es in Ihrem Leben gibt, desto besser. Denken Sie an all die Forschungen, die beweisen, wie gut es für unser emotionales, geistiges und körperliches Wohlbe-finden ist, die Natur zu uns nach Hause zu holen.

Sorgen Sie dafür, dass sich Ihr Zuhause so lebendig wie möglich anfühlt und beglückwünschen Sie sich dazu, sich so gut um Ihre Pflanzen zu kümmern. Seien Sie stolz darauf, wie gut sie gedeihen. Gönnen Sie sich auch ab und zu einen Blu-menstrauß und stellen Sie ihn in eine Vase. In der Natur kön-nen nur die Samen aufgehen, die man sät, also säen Sie immer Samen der Liebe, Dankbarkeit und Hoffnung für die Zukunft.

Vielleicht möchten Sie in den kommenden Wochen noch mehr Naturelemente in Ihre Wohn- und Arbeitsbereiche integrieren. Hören Sie nicht bei Zimmerpflanzen und Blu-men auf, sondern denken Sie an andere Möglichkeiten, wie Sie die Natur in ihr Zuhause holen können. Sorgen Sie dafür, dass mehr Tageslicht in Ihre Zimmer fällt. Hängen Sie Bilder von Naturszenen an Ihre Wände. Verwenden Sie so viel Holz, Stein und andere Naturprodukte wie möglich. Dadurch wird nicht nur die Atmosphäre bei Ihnen zu Hause und Ihrem Büro gesünder und einladender, sondern auch Sie werden sich besser fühlen.

FÜRS PROTOKOLL

Verbindungsritual mit der Natur: Schenken Sie Ihrer Zimmerpflanze Ihre volle Aufmerksamkeit. Lassen Sie ihr für zwei Minuten Ihre Liebe und Dankbarkeit zukommen. Sprechen Sie mit ihr.

Die Theorie: Immer mehr Menschen verbringen ihr Leben in geschlossenen Räumen, was zu Depressionen und schlechter Gesundheit führen kann. Wenn Sie lebende Pflanzen und Blumen in Ihrem Zuhause und Ihrem Büro aufstellen, können Sie damit Ihre Gesundheit, Ihre Stimmung und Ihr Wohlbefinden verbessern.

Die Übung: Schreiben Sie in Ihrem Zurück-zur-Natur-Tagebuch auf, wie Sie sich bei diesem Ritual fühlen. Spüren Sie eine lebendige Verbindung mit der Pflanze? Hebt sich Ihre Stimmung? Ist es Ihnen unangenehm, mit Ihrer Pflanze zu sprechen, oder fühlt es sich natürlich an? Wenn die Pflanze sprechen könnte, was würde sie zu Ihnen sagen?

STRAHLEN

In Kultur, Politik und Lehre hat das Tageslicht schon immer eine wichtige Rolle gespielt – von der ersten dokumentierten Verwendung von Sonnenuhren durch die Babylonier bis zur Verehrung von Hemera, der altgriechischen Personifikation des Tages.

Für viele ist Tageslicht selbstverständlich: seine Wärme, seine Schönheit, seine Fähigkeit, Dinge wachsen zu lassen und zu nähren, sowie die Unterscheidung zwischen Tag und Nacht, die durch Tageslicht erst möglich wird. Sonnenlicht ist lebenswichtig für Pflanzen und Bäume, die es zusammen mit Kohlendioxid und Wasser zur Energiegewinnung nutzen und dabei Sauerstoff freisetzen. Wir atmen diesen Sauerstoff ein und stoßen Kohlendioxid aus, damit Bäume und Pflanzen den Prozess wieder von vorne beginnen – ein erstaunlicher Kreislauf und eine verblüffende Verbindung zwischen den Elementen. Nichts davon wäre ohne unsere Sonne möglich.

Dieses Ritual soll Sie dazu inspirieren, innezuhalten und über die kraftvolle Energie der Sonne nachzudenken und ihr von Herzen für alles zu danken, was sie für uns tut.

DIE WIRKUNG

Unsere Sonne hilft uns beim Atmen, hält uns warm und ermöglicht anderen Lebewesen ein sicheres Zuhause. Nun hat sich auch noch herausgestellt, dass sie auch für unser Glück verantwortlich ist. Bei Forschungen über die Wirkungsweisen von Sonnenlicht auf den Menschen fand man heraus, dass wir an sonnigen Tagen mehr Serotonin (Chemikalie im Gehirn mit stimmungsaufhellender Wirkung) produzieren als an bewölkten Tagen.[14]

Sie müssen nicht einmal dem Sonnenlicht ausgesetzt sein, um von einer positiveren Einstellung zu profitieren, da diese Reaktion allein durch die Art und Weise, wie das Sonnenlicht mit unserem Gehirn interagiert, ausgelöst wird. Es ist auch wissenschaftlich bewiesen, dass nur 30 Minuten Sonnenlicht am Morgen ausreichen, um unsere innere Uhr so zu beeinflussen, dass wir nachts optimale Mengen an Melatonin produzieren – die Chemikalie, die Müdigkeit verursacht.[15] Dann sind wir bei Sonnenuntergang bereit, unter die Decke zu schlüpfen.

Es ist auch nachgewiesen, dass Sonnenlicht unsere Stimmung verbessert und uns mit dringend benötigtem Vitamin D versorgt. Dieses lebenswichtige Vitamin trägt dazu bei, unsere Muskeln, Knochen und Zähne gesund zu halten. Einer beunruhigenden Schätzung zufolge ist ein großer Teil der Weltbevölkerung, rund eine Milliarde Menschen, von Vitamin-D-Mangel betroffen – eine Statistik, die mühelos die Kriterien einer Pandemie erfüllt.[16] Vitamin-D-Mangel wurde auch mit der saisonal-affektiven Störung (engl. *Seasonal Affective Disorder,* SAD) in Verbindung gebracht, bei der unsere Stimmung durch den Mangel an Sonnenlicht negativ beeinflusst wird. Darüber hinaus deuten mittlerweile viele Faktoren darauf hin, dass Vitamin-D-Mangel zu Depressionen führen kann.[17]

Wegen unseres Klimas erhalten wir oft zu wenig Sonnenlicht, aber neuen Forschungsergebnissen zufolge könnte auch der zunehmende Einsatz von Technologie ein Faktor sein.[18] Manche weichen auf die künstlichen UV-Strahlen von Sonnenbänken aus, die jedoch ein erhebliches Gesundheitsrisiko darstellen.

Anscheinend liegt die Lösung für die SAD- und Vitamin-D-Problematik darin, unsere Denkweise zu ändern, mehr auf die Sonne zu achten und ein Gefühl der Dankbarkeit gegenüber der Natur und unserer Umgebung zu pflegen, was wiederum mit täglicher körperlicher Bewegung einhergeht.

ERLEBNISBERICHT

Shari, die Tochter einer Freundin, war gerade im dritten Jahr ihres Studiums und lebte in einem Studentenwohnheim. Shari war immer fröhlich und optimistisch, aber ihre Mutter machte sich zunehmend Sorgen über ihre veränderte Stimmung, die Shari auf lange Nächte und Schlafmangel zurückführte.

Nach der Hälfte des akademischen Jahres begann Shari, sich richtig niedergeschlagen und unwohl zu fühlen. Sie blieb lange zu Hause, um Hausarbeiten zu schreiben, fühlte sich ständig unmotiviert und extrem müde und konnte während der Vorlesungen kaum noch die Augen offenhalten. Sie verschlief immer öfter, begann sich von Junkfood zu ernähren, um schneller satt zu werden, und erhöhte ihren Koffeinkonsum in der Hoffnung, wach zu bleiben. Als ihre Leistungen schlechter wurden, bestellte ihr Tutor sie zu sich und überzeugte sie bei einem langen Gespräch dazu, zum Arzt zu gehen.

Ihr Arzt führte einige Tests durch, die darauf hindeuteten, dass Shari unter einer saisonal-affektiven Störung und Vitamin-D-Mangel litt. Er riet Shari, sich mehr der Sonne auszusetzen und ihre Ernährung umzustellen.

Zurück in ihrer Wohnung lag Shari auf ihrem Bett und betrachtete die vernachlässigte, fast verwelkte Pflanze auf ihrem Schreibtisch. Plötzlich spürte sie, dass der Zustand der Pflanze ein Spiegelbild ihres inneren Zustands war. Sie spürte den Drang, die Pflanze (die eine Spinnenblume war und von ihr »Spiros Spider« getauft wurde) auf ihr Fensterbrett zu stellen, und stellte dann fest, dass sie ihre Vorhänge seit über fünf Monaten nicht mehr zurückgezogen hatte! Nachdem Shari alle möglichen Dinge wie verschimmelte Tassen und tote Spinnen hinter den Vorhängen entdeckt hatte, putzte sie das Fensterbrett. Dann stellte sie Spiros Spider dorthin und gab ihr etwas Wasser aus einer Isolierflasche, die sie daneben stellte.

Als Shari am nächsten Tag aufwachte, sah sie einen wunderschönen Regenbogen an ihrer Wand. Die Isolierflasche reflektierte das Sonnenlicht wie ein Sonnenfänger durch die Vorhänge! Auch Sharis Pflanze war vollkommen verwandelt. Shari zog ihre Vorhänge weit zurück, dass die Sonnenstrahlen in ihr Zimmer fielen und es mit Licht füllten. In diesem Moment veränderte sich die Art und Weise, wie Shari die Sonne und ihren Effekt auf Lebewesen, einschließlich ihrer selbst, wahrnahm. Ihre Stimmung hob sich und durch das Sonnenlicht fühlte sie sich energiegeladener und so begierig darauf, in den Tag zu starten, wie schon lange nicht mehr.

Heute öffnet Shari jeden Tag als erstes ihre Vorhänge und legt Wert darauf, mindestens einmal pro Woche früh aufzustehen, um den Sonnenaufgang zu beobachten. Außerdem ist es ihr wichtig, so oft wie möglich den Sonnenuntergang zu sehen. Sie nutzt jede Gelegenheit, nach draußen zu gehen, spaziert oder sitzt täglich mindestens 30 Minuten im Freien und sagt, dass sie auch an sehr bewölkten Tagen die Sonne »spüren« kann.

DAS RITUAL ZUM LEBEN ERWECKEN

Dieses Ritual muss morgens mindestens drei Minuten lang durchgeführt werden. Bevor Sie die Vorhänge öffnen, nehmen Sie sich einen Moment Zeit, um über den anstehenden Tag nachzudenken. Wie oft waren Sie schon im Theater und haben voller Vorfreude darauf gewartet, dass sich die Vorhänge heben und das Stück beginnt? Welches »Stück« würden Sie gern im Verlauf des Tages sehen? Überlegen Sie sich, welche Absicht Sie tagsüber verfolgen möchten, oder wiederholen Sie eine Affirmation wie: »Heute verkörpere ich das Sonnenlicht und spiegele es in allen meinen Handlungen wider.«

Während Sie sich eine Absicht überlegen, öffnen Sie die Vorhänge. Lassen Sie das hereinfallende Tageslicht (egal, ob sonnig oder nicht) sanft über Ihren Körper fließen. Atmen Sie tief ein und lächeln Sie. Begrüßen Sie alle Lektionen, die der Tag für Sie bereithält, in dem Wissen, dass das Licht auch in Ihnen ist und alles in Ihrer Umgebung zum Strahlen bringt.

Wenn Sie abends die Vorhänge schließen, nehmen Sie sich einen Moment Zeit, um darüber nachzudenken, wie Ihr Tag verlaufen ist. Sie können Ihre Absicht morgens in Ihr Zurück-zur-Natur-Tagebuch schreiben und am Ende des Tages darüber nachdenken.

HINDERNISSE

Vielen gefällt die Vorstellung nicht, dass Passanten oder Nachbarn sie sehen könnten. In diesem Fall stehen Ihnen viele Möglichkeiten zur Verfügung, zum Beispiel eine lichtdurchlässige Sichtschutzfolie, durch die niemand von draußen hereinsehen kann. Es gibt auch lichtdurchlässige Jalousien aus durchsichtigem Stoff.

Denken Sie daran, dass es für die Augen schädlich ist, direkt in die Sonne zu blicken, aber Sie können die Sonne indirekt ansehen, zum Beispiel indem Sie das Licht beobachten, das draußen auf Pflanzen und Bäume fällt. Dafür brauchen Sie nichts weiter zu tun, als bewusst auf das Sonnenlicht zu achten.

Je nachdem, wo Sie leben, könnte es besonders in den Wintermonaten schwierig sein, die Sonne zu sehen. Allerdings ist allgemein bekannt, dass die Sonne immer da ist, sonst würde es kein Tageslicht geben. An einem Tag, an dem sich die Sonne versteckt, können Sie Ihre Vorstellungskraft nutzen, um sie sich vor Ihrem geistigen Auge vorzustellen. Ein kleiner Tipp für die Visualisierung: Denken Sie daran, wie der Himmel aussieht, wenn man in einem Flugzeug fliegt: Hat man die Wolkendecke erst durchbrochen, ist die Sonne immer sichtbar. Alternativ können Sie online eine Sonnenlichtmeditation herunterladen und sich mithilfe einer geführten Visualisierung vorstellen, wie es sich anfühlt, im Sonnenlicht zu baden. Zudem gibt es erstaunliche Produkte auf dem Markt, die als schöne Lichtquelle in Ihrem Zimmer dienen könnten, zum Beispiel Uhren, die angenehm leuchten und den Sonnenauf- oder -untergang nachahmen.

TUN SIE'S

Ziehen Sie jeden Morgen Ihre Vorhänge vollständig zurück und heißen Sie das Licht willkommen. Lassen Sie die Vorhänge tagsüber geöffnet, sodass es schön hell bei Ihnen ist. Nehmen Sie sich einen Moment Zeit und schauen Sie, wie das Licht hereinfällt und alles um Sie herum zum Strahlen bringt. Suchen Sie diesen Lichtschimmer auch an sehr dunklen Tagen und kosten ihn aus.

NACH VORNE BLICKEN

Wenn Sie dieses Ritual abgeschlossen haben, möchten Sie es vielleicht in Ihren Alltag integrieren und es täglich durchführen, um die gesundheitsfördernde Wirkung zu maximieren. Lassen Sie mehr Licht in Ihr Zuhause, indem Sie einen Sonnenfänger ins Fenster stellen. Sonnenfänger sind auf allen möglichen Online-Plattformen verfügbar und in vielen verschiedenen Formen und Größen erhältlich. Frühstücken Sie im sonnigsten Teil Ihres Hauses oder Gartens und baden Sie im Licht, während Sie die erste Mahlzeit des Tages genießen.

Außerdem können Sie Ihr inneres Licht in anderen Naturelementen kanalisieren: Üben Sie sich im Gefühl der Dankbarkeit, das überaus stärkend wirkt und eine erweiterte Perspektive auf die Welt ermöglicht. Schauen Sie sich in Ihrem Garten oder der nächsten Grünanlage um und betrachten Sie die Bäume und Pflanzen, die das Kohlendioxid aufnehmen, das Sie ausatmen. Denken Sie über diese symbiotische Beziehung nach und sprechen Sie ihnen Ihren Dank aus.

FÜRS PROTOKOLL

Verbindungsritual mit der Natur: Dieses Ritual zeigt, wie wir uns eine Auszeit nehmen können, um die Sonne bewusster wahrzunehmen und dankbar zu sein für alles, was sie für uns tut.

Die Theorie: Wissenschaftler haben bewiesen, dass sich Sonnenlicht unglaublich positiv auf unsere Stimmung und unser Verhalten auswirkt und auch unser körperliches Wohlbefinden beeinflusst. Wenn wir dieses Wissen nutzen und unsere Einstellung gegenüber der Sonne ändern, indem wir sie an ihren energiereichsten Momenten – dem Sonnenaufgang, der Mittagszeit und dem Sonnenuntergang – bewusster und dankbarer wahrnehmen, werden wir unseren Platz in der Welt besser kennen, mehr dringend benötigtes Vitamin D aufnehmen und mehr stimmungsverbesserndes Serotonin produzieren.

Die Übung: Stellen Sie sich beim Öffnen Ihrer Vorhänge ein fabelhaftes »Theaterstück« vor und nehmen Sie den hellsten Platz ein, um alle Dramen zu beobachten, die um Sie herum stattfinden. Halten Sie in Ihrem Zurück-zur-Natur-Tagebuch die Einsichten fest, die Ihnen beim Öffnen der Vorhänge und beim Einlassen des Tageslichts in den Sinn gekommen sind.

RITUAL #4

HEILKRÄUTER

Wahrscheinlich haben wir alle schon einmal zu Kräutern gegriffen, um unsere kulinarischen Kreationen zu verfeinern, aber ihre bedeutende Rolle in spirituellen Heilritualen dürfte etwas weniger geläufig sein. Im Laufe der Jahrhunderte wurden viele Kräuterheilmittel zur Behandlung von allen möglichen Erkrankungen verwendet – von morgendlicher Übelkeit bis zu Zahnschmerzen.

Wenn wir diese Kräuter im Einklang mit unserem Körper nutzen, können wir unsere Verbundenheit mit der Natur stärken und auf die Hilfsmittel zurückgreifen, mit denen wir unser körperliches und geistiges Wohlbefinden verbessern können.

In der Antike waren Kräuter die wichtigsten Heilmittel von Apothekern, die zahlreiche Zweige und Blätter in der Natur sammelten und sowohl rituell als auch praktisch verwendeten. Diese Medikamente wurden für den einzelnen Menschen hergestellt und basierten auf einem über Jahrtausende erprobten Wissen. Tatsächlich haben archäologische Funde gezeigt, dass schon vor etwa 60 000 Jahren in der Altsteinzeit Heilpflanzen verwendet wurden.[19]

In unserem Alltag kommen wir mit etlichen Kräutern in Berührung, aber wann halten wir einmal inne, um sie und ihre zahllosen gesundheitsfördernden Effekte wertzuschätzen? Von Basilikum in einer Bolognese-Soße bis hin zu Salbei in einer Füllung – Sie werden feststellen, dass Kräuter viel mehr sind als nur die Zutaten einer leckeren Mahlzeit. Sie können die Kräuter aus Ihrem Garten oder Zuhause verwenden, um Ihr Gedächtnis anzuregen, Ihre Verdauung zu beruhigen, Infektionen zu bekämpfen, Stress zu lindern und Ihren Schlaf zu verbessern, um nur einige der Heileigenschaften von Kräutern zu nennen.

Beim heutigen Ritual geht es darum, intuitiv zu erkennen, welches Kraut benötigt wird, um Ihre Gesundheit und Ihr Wohlbefinden zu fördern und zu unterstützen.

DIE WIRKUNG

Kräutermedizin wurde in verschiedenen Zivilisationen auf unterschiedliche Weisen genutzt.[20] Beispielsweise wurden Koriandersamen in altägyptischen Gräbern gefunden und als eines der ersten Kräuter in antiken Schriften erwähnt. Koriander hat schmerzlindernde Eigenschaften und hilft bei Kopf- und Muskelschmerzen, Steifheit, Arthritis und Rheuma. Wahrscheinlich wurde es auch als Aphrodisiakum sowie als Symbol für anhaltende Leidenschaft und ewige Liebe verwendet.

In der Neuzeit ist die Verwendung von Kräutermedizin zurückgegangen, während zugleich das Vorkommen stressbedingter Erkrankungen wie Depressionen stark angestiegen ist. Untersuchungen der Weltgesundheitsorganisation (WHO) zufolge leiden weltweit über 300 Millionen Menschen an Depressionen, was rund 4,4 Prozent der Bevölkerung entspricht. Laut Studien ist diese Zahl in allen Gesellschaftsschichten steigend.[21] Könnte die Lösung für dieses wachsende Angst- und Stressniveau auch in einer Rückkehr zur Natur liegen?

Vier der am weitesten verbreiteten Kräuter sind Lavendel, Rosmarin, Minze und Thymian. Sie wachsen überall und gehen mit erstaunlich vielen positiven Effekten auf die Gesundheit einher.[22]

- **Lavendel:** Der würzige, blumige Duft von Lavendel wird häufig zur Entspannung von Körper und Geist verwendet. Wie Untersuchungen ergaben, hilft er bei der Behandlung von Schlafstörungen und Depressionen. Darüber hinaus übt ätherisches Lavendelöl eine nachgewiesene stresslindernde Wirkung aus.

- **Rosmarin:** Bei Rosmarin müssen viele an den Geruch von Braten oder Rosmarinkartoffeln denken, doch laut einer in der Fachzeitschrift *Therapeutic Advances in Psychopharmcology* beschriebenen Studie kann Rosmarinaroma auch die Konzentration, Leistungsfähigkeit, Schnelligkeit und Sorgfältigkeit verbessern.

- **Minze:** Dieses Kraut eignet sich hervorragend für die Verdauung und hat auch gedächtnisfördernde Eigenschaften. Laut einer Studie an 144 jungen Erwachsenen kann sich die Gedächtnisleistung erheblich verbessern, wenn man vor einem Test fünf Minuten lang den Duft von Pfefferminzöl riecht.

- **Thymian:** Dieses Kraut ist mit Vitamin B6 angereichert, das dem Körper zu einem entspannten, stressfreien Gefühl verhelfen kann, indem es den Serotoninspiegel (einen natürlichen Neurotransmitter, der uns ein gutes Gefühl gibt) erhöht. Aus diesem Grund wird ätherisches Thymianöl häufig zu therapeutischen Zwecken verwendet. Es reicht schon aus, den Duft von ätherischem Thymianöl regelmäßig zu inhalieren, um das eigene Wohlbefinden zu steigern. Während der Schwangerschaft sollte man Thymian jedoch nicht einatmen.

ERLEBNISBERICHT

Es gibt Zeiten, in denen wir Stress und Ängste erleben. In so einer Lebensphase entdeckte Anna, eine meiner Leserinnen, die Heilkraft der Kräuter.

Schon immer war es Anna schwergefallen, Prüfungen abzulegen. Diese Angst prägte in vielerlei Hinsicht ihr Studium, weil sie gezielt und bewusst Kurse belegte, die möglichst viele Hausarbeiten und möglichst wenige Abschlussprüfungen umfassten. Leider war es nur eine Frage der Zeit, bis die gefürchteten Prüfungen doch bevorstanden. Bei der letzten Prüfung in Englisch musste sie einen Absatz von Shakespeare lesen, analysieren und interpretieren. Der Zustand, in den sie sich in den Wochen zuvor gebracht hatte, war so problematisch für sie geworden, dass sie allein wegen ihrer extremen Angst und der damit einhergehenden Benommenheit Gefahr lief, die Prüfung nicht zu bestehen.

Am Prüfungstag ging Anna auf dem Weg zum Prüfungs-saal an einem Rosmarinbusch vorbei. Ohne nachzudenken, zog sie einen Rosmarinzweig heraus und spielte nervös da-mit. Kurz darauf nahm sie den süßen Duft des Zweigs wahr, und als sie die Finger zur Nase hob und einatmete, spürte sie plötzlich, wie ein tiefes Gefühl der Ruhe durch ihren Kör-per strömte. Als sie sich in den Saal setzte, atmete sie weiter den Rosmarinduft ein, der jetzt an ihren Fingern haftete.

Sie war erstaunt über die Wirkung, die er auf sie ausübte. Die Angst war nicht ganz verschwunden, aber Anna hatte jetzt das Gefühl, sie im Griff zu haben. Seit diesem Tag trägt sie in jeder Stresssituation – von Vorstellungsgesprächen bis zu ersten Dates – einen Rosmarinzweig bei sich!

DAS RITUAL ZUM LEBEN ERWECKEN

Dieses einfache, aber sehr effiziente Ritual kann von jedem durchgeführt werden. Wie weiter oben beschrieben, hat die Forschung gezeigt, dass Kräuter auf verschiedene Weise zu unserem Wohlbefinden beitragen können, unter anderem durch die Verbesserung des Gedächtnisses, der Schlafquali-tät und der Konzentration. Wenn Sie also das nächste Mal im Supermarkt sind, kaufen Sie ein paar frische Kräuter – ideal wären etwa drei bis fünf. Zu Hause können Sie die Kräuter auspacken und das Kraut auswählen, das Sie am meisten an-spricht. Ein kleiner Zweig oder ein Blatt genügt.

Atmen Sie zu Beginn tief ein und beobachten Sie aufmerksam das Kraut vor Ihnen. Betrachten Sie seine Form, Farbe und Textur. Reiben Sie das Blatt anschließend sanft zwischen Daumen und Fingern. Legen Sie es zur Seite, führen Sie dann, die Augen geschlossen, die Finger zur Nase (ohne das Gesicht zu berühren) und atmen Sie den Duft ein. Atmen Sie tief durch die Nase ein und halten Sie fünf Sekunden die Luft an, bevor Sie sanft durch den Mund ausatmen. Wiederholen Sie den Vorgang dreimal und atmen Sie den Duft von Ihren Fingern ein.

Nehmen Sie sich nach dem dritten Atemzug, die Augen immer noch geschlossen, einen Moment Zeit, um sich das Blatt im Geist vorzustellen. Wenn Sie bereit sind, öffnen Sie die Augen und strecken sich genüsslich. Unabhängig davon, welches Kraut Sie verwendet haben, sollte sich sofort ein Gefühl der Ruhe einstellen. Vielleicht möchten Sie Nachforschungen über das Kraut anstellen, das Sie instinktiv für dieses Ritual ausgewählt haben. Doch egal, welches Kraut Sie gepflückt haben, seine jeweiligen Heilwirkungen werden sich im Laufe des Tages mit Sicherheit entfalten.

Hinweis: Nachdem Sie das Kraut angefasst haben, sollten Sie Ihr Gesicht nicht berühren. Testen Sie das Kraut, indem Sie es vorsichtig zwischen Daumen und Zeigefinger zerreiben, um zu überprüfen, ob Sie empfindlich darauf reagieren.

HINDERNISSE

Falls Sie nicht wissen, wie Sie frische Kräuter identifizieren sollen, informieren Sie sich vorab über ihr Aussehen. Sobald Sie sie erkennen können, werden Sie sie überall sehen. Sie sind in Gartencentern oder Supermärkten in Töpfen erhältlich. Als Naturprodukt haben sie ein Ablaufdatum. Warum nicht heruntergesetzte Kräuter »retten«, die ihr Haltbarkeitsdatum überschritten haben und bald ohnehin im Müll landen würden? Es macht Spaß, sie wieder aufzupäppeln.

Nicht jeder mag den Duft von Kräutern. Wenn Sie bestimmte Kräuteraromen nicht mögen, versuchen Sie trotzdem durchzuhalten – je öfter Sie den Duft riechen, desto angenehmer wird er. Die Mühe lohnt sich. Achten Sie bei der Durchführung dieses Rituals auch darauf, das Kräuterblatt nicht zu stark zu zerdrücken, da das Aroma für sensible Personen allzu stark sein kann.

TUN SIE'S

Unabhängig davon, ob Sie eine Mahlzeit zubereiten oder Kräuter in einem Geschäft kaufen, reißen Sie zuerst ein kleines Blatt ab, um es sanft zwischen ihren Fingern zu zerreiben und das Aroma einzuatmen. Zu manchen Kräutern werden Sie sich mehr hingezogen fühlen als zu anderen und wahrscheinlich werden Sie überrascht sein von dem Wohlgefühl, das Kräuter unmittelbar hervorrufen.

NACH VORNE BLICKEN

Tragen Sie einen Zweig Ihres Lieblingskrauts in Ihrer Hosen- oder Handtasche mit sich herum, um ihn bei Bedarf herausholen können. Sie werden feststellen, dass das Kraut nach 24 Stunden vertrocknet (obwohl es auch dann noch seinen heilenden Duft behält). Es ist daher sinnvoll, so oft wie möglich einen frischen Zweig oder ein Blatt aufzusammeln.

Versuchen Sie, der Versuchung zu widerstehen, eine Handvoll Kräuter zu nehmen und die Aromen zu vermischen. Denken Sie daran, dass es nicht nur um den Duft des Krauts geht und der Erfolg dieses Rituals auch von anderen Faktoren abhängt. Um das Meiste aus dem Ritual herauszuholen, sollten Sie den Prozess bewusst durchführen und sich mit Körper und Geist auf den heilenden Duft und die natürlichen Öle von Mutter Natur einlassen.

FÜRS PROTOKOLL

Verbindungsritual mit der Natur: Wählen Sie Ihr Kraut intuitiv aus der Auswahl, die Sie gekauft haben. Schenken Sie ihm dann Ihre volle Aufmerksamkeit.

Die Theorie: Es gibt zahlreiche Forschungen, die die heilenden Eigenschaften von Kräutern für Körper, Geist und Seele belegen. Indem Sie die Auswahl Ihrer Kräuter ritualisieren, erinnern Sie sich an ihre heilige Verbindung mit der Natur und die natürliche Heilkraft, die Sie damit in Ihr Leben holen.

Die Übung: Schreiben Sie Ihre Kräuterwahl in Ihr Zurück-zur-Natur-Tagebuch. Recherchieren Sie über dieses Kraut und versuchen Sie herauszufinden, warum Ihre Intuition Sie auf dieses Kraut gebracht hat. Welche Botschaft könnte die Erde durch das Kraut an Sie gesendet haben?

RITUAL #5

KRISTALLKRAFT

VON ALEXANDRA WENMAN

Im Laufe der Geschichte wurden Kristalle, Felsen und Steine für ihre Heilkraft verehrt. Wegen ihrer magischen und stärkenden Eigenschaften wurden sie in praktisch jeder Kultur verwendet. In der Antike verstand man, dass elementare Energien einen positiven Einfluss auf unser Leben ausüben, und es wurden sogar riesige monolithische Steinkreise, Pyramiden und Tempel errichtet, die nach den Sternen ausgerichtet waren. Diese Konstruktionen sollten dazu beitragen, die kraftvollen Energien der Erde zu nutzen und die heilenden Schwingungen der Steine zu verstärken, um sie für das Wohl der Menschen und des Planeten einzusetzen.

Wir haben – warum auch immer – den Respekt vor unserer energetischen Verbindung mit der Erde verloren, die unsere wahre Heil- und Kraftquelle ist. Die Arbeit mit Kristallen kann uns dabei helfen, diese instinktive, natürliche Verbindung wiederherzustellen.

Kristalle stammen aus der Erde und verfügen über einzigartige Energieschwingungen, die je nach Farbe und Beschaffenheit des Steins Energie leiten, absorbieren oder verstärken können. Wenn wir Kristalle nahe am Körper tragen, können wir uns mit ihrer Hilfe mit der stärkenden Energie der Erde verbinden, so die Theorie.

DIE WIRKUNG

Wir wissen, dass Kristalle eine energetische Wirkung haben, weil wir uns diese Wirkkraft beispielsweise in der Technologie von Telefonen, Fernsehern und Uhren zunutze machen. Was Sie aber vielleicht nicht wissen, ist, dass aktuelle Forschungen ebenfalls darauf hindeuten, dass die Arbeit mit Kristallen zu Stressabbau sowie einer Verbesserung der Stimmung, der Konzentration und des Wohlbefindens beitragen kann.[23] So besteht die natürliche Wirkung des Kristalls Coelestin zum Beispiel anscheinend darin, Stress deutlich minimieren zu können.

Kaufen Sie nach Möglichkeit einen kleinen Coelestinkristall und tragen Sie ihn bei sich. Immer, wenn Sie sich gestresst fühlen, halten Sie den Kristall und betrachten seine beruhigenden blauen Farben.

Ein weiterer hilfreicher Kristall ist Fluorit, der die Konzentration verbessern soll. Tragen Sie einen kleinen Fluoritkristall mit sich herum oder legen Sie ihn auf Ihren Schreibtisch. Wenn Sie lernen und sich konzentrieren oder auf etwas fokussieren müssen, halten Sie den Kristall an Ihre Stirn.

Kristallheilung ist ein breitgefächertes Themenfeld. Wenn dieses Ritual Sie inspiriert, möchten Sie vielleicht selbst Recherchen anstellen, um mehr über die therapeutischen Eigenschaften von Kristallen zu erfahren und herauszufinden, welche für Sie am nützlichsten sein könnten. Vielleicht entscheiden Sie sich aber auch dafür, intuitiv mit Kristallen zu arbeiten so wie wir in diesem Ritual. Mit anderen Worten: In diesem Ritual sollen Sie die Kristalle nicht anhand der Kriterien auswählen, die Sie über sie gelernt haben, sondern weil Sie sich instinktiv zu ihnen hingezogen fühlen.

ERLEBNISBERICHT

Mein Name ist Alexandra Wenman und ich bin intuitive Kristallheilerin. Für mich waren Kristalle schon immer ein erstaunliches Hilfsmittel, um unterdrückte Emotionen zu lösen, Traumata zu lindern und mich wieder mit meinem wahren Wesen zu verbinden. Ich glaube auch, dass Kristalle unsere älteste Form der »Technologie« sind.

Im Juni 2019 wurde in meinem Londoner Viertel das 5G-Mobilfunknetz eingeschaltet. In dieser Nacht wurde ich von einem starken elektrischen Mikrostrom geweckt, der durch meinen Körper floss. Ich war mir meiner eigenen feinstofflichen Schwingung immer bewusst, aber diese Strömung war zehnmal so stark und stammte von außen. Dieses höchst unangenehme Gefühl war von Dauer und ich konnte es in meinen Zähnen und meinem Schädel fühlen. Noch beunruhigender war die Tatsache, dass ich die Wirkkraft der

Mikrowellen in jedem meiner Chakren spürte. Ich hatte das Gefühl, als würden meine Körperzetteln durchgerüttelt.

Ich berichtete meine Symptome der englischen Gesundheitsbehörde, die mir mitteilte, dass 5G ihres Wissens nach nicht schädlich sei. Zu einem anderen Schluss gelangten jedoch andere wissenschaftliche Studien auf dem Gebiet, ebenso wie die Personen, die die 5G-Sensoren und -Masten installiert hatten. Ich spürte intuitiv, dass diese Strömung mir nicht nur Unwohlsein bereitete, sondern auch Schaden zufügte. Nicht zuletzt beeinträchtige sie meine Fähigkeit, mich auf meinen feinstofflichen Körper einzustimmen, worauf ich für meine Arbeit als Heilerin jedoch angewiesen war.

Ich begann nach Möglichkeiten zu suchen, um die negative Strahlung zu neutralisieren, doch meine Intuition führte mich zu einem unscheinbaren Stein namens Shungit. Ich stellte einige Nachforschungen an und fand heraus, dass er oft wegen seiner neutralisierenden und erdenden Eigenschaften verwendet wird.

Also begann ich mit dem Stein zu experimentieren und ihn zur Linderung meiner Symptome auf unterschiedliche Arten zu nutzen. Die Ergebnisse waren erstaunlich. Durch das Halten oder Tragen eines Shungitkristalls spürte ich einen deutlichen Unterschied. Ich entdeckte, dass ich den Kristall bitten konnte, seine Energie zu verstärken und mir zu helfen, wenn ich eine Absicht definierte und mich liebevoll mit ihm verband. Dadurch löste sich das unangenehme Gefühl in Luft auf. Durch meine Absicht und die Energie, die ich in den Stein fließen ließ, konnte er unterstützend auf meinen Heilungsprozess wirken, mich wieder ins Gleichgewicht bringen und meine Schwingung verstärken.

Bei meiner Arbeit als Kristallheilerin führt mich meine Intuition immer zum richtigen Stein für meine Klienten. Ich weiß einfach intuitiv, welcher Stein der richtige ist. Außerdem gebe ich regelmäßig Workshops in »Kristallbewusstsein«, um zu zeigen, wie man sich mit einem Stein verbinden und mit ihm kommunizieren kann, um Führung und Heilung zu erleben. Meinen Schülerinnen und Schülern bringe ich bei, wie sie sich mit der einzigartigen Essenz ihres gewählten Kristalls verbinden können, indem sie einfach auf ihre Vorstellungskraft und ihre Sinne zurückgreifen.

Zum Beispiel bitte ich sie, sich vorzustellen, wie sie von ihrem Herzen Liebe in den Kristall fließen lassen und dann Liebe zurückerhalten. Ich führe sie durch einfache Fragen wie: »Wenn dein Kristall eine persönliche Botschaft für dich bereithalten würde, was würde er dir jetzt mitteilen?«

Immer, wenn meine Schülerinnen und Schüler auf ihre Vorstellungskraft zurückgreifen, um sich mit ihrer Intuition zu verbinden und die Heileigenschaften des Kristalls zu verstärken, berichten sie von einer positiven körperlichen und emotionalen Energieverschiebung. Deshalb habe ich absolutes Vertrauen in das Ritual, das ich in diesem Buch vorstelle.

DAS RITUAL ZUM LEBEN ERWECKEN

Für dieses Ritual müssen Sie einen Kristall kaufen. Am besten suchen Sie einen aus, indem Sie in einen Kristallladen gehen und dann – auf Ihre Intuition vertrauend – einen persönlichen Stein auswählen.

Ritualisieren Sie die Auswahl Ihres Kristalls, indem Sie dem Prozess Ihre volle Aufmerksamkeit schenken. Fragen Sie sich, welcher Stein Sie am meisten anzieht. Vielleicht möchten Sie mit Ihrer Hand über verschiedene Steine fahren und sehen, ob Sie ein leichtes Kribbeln in Ihrer Handfläche spüren, wenn Sie sich mit einem von ihnen verbinden. Wenn ja, dann ist dieser Stein der Richtige für Sie. Oder Sie stellen einfach fest, dass Ihnen unter allen Steinen ein besonderer auffällt. Unabhängig davon, wie Sie sich von einem Kristall angezogen fühlen, vertrauen Sie darauf, dass Sie am Ende genau zu dem Stein gelangen, den Sie brauchen. Wenn Sie kein Geschäft aufsuchen können und Ihre Steine online kaufen, bitten Sie Ihr höheres Selbst, die bestmöglichen Kristalle für Sie auszuwählen, damit Sie mit ihnen arbeiten können. Nochmals: Vertrauen Sie auf den Ausgang.

Wenn Sie noch nicht bereit sind, einen Kristall zu kaufen, können Sie dieses Ritual durchführen, indem Sie online nach Bildern der folgenden neun Kristalle suchen, die ich aufgrund ihrer Heilkräfte ausgewählt habe. Vermeiden Sie es, nach ihren therapeutischen Eigenschaften zu forschen, und suchen Sie einfach nach dem Bild eines Kristalls, der Ihnen ins Auge springt.

- Amethyst
- Rosenquarz
- Tigerauge
- Hämatit
- Citrin

- Smaragd
- Coelestin
- Klarer Quarz
- Shungit

Nachdem Sie einen Stein oder das Bild eines Kristalls ausgewählt haben, von dem Sie sich angesprochen fühlen, geben Sie nicht dem Impuls nach, Nachforschungen darüber anzustellen. Begeben Sie sich an einen Ort, an dem Sie nicht gestört werden, und legen Sie den Stein oder das Bild vor sich.

Richten Sie Ihre volle Aufmerksamkeit auf den Kristall oder das Bild und schließen Sie dann die Augen. Erden Sie sich, indem Sie Ihr Bewusstsein auf Ihre Füße richten, und stellen Sie sich vor, Sie würden spüren, wie die Erde ihre Anziehungskraft verstärkt, um Ihnen Halt zu geben und Sie zu stabilisieren. Stellen Sie sich vor, dass die Erde reine Liebe in Form eines weißen Lichtstrahls zu Ihnen sendet. Öffnen Sie sich dafür, diese Liebesschwingung in Form einer Lichtwelle zu empfangen, um sie durch Ihren Körper und Ihr gesamtes Energiefeld strömen zu lassen. Stellen Sie sich als nächstes vor, dass Licht- und Liebesstrahlen aus Ihrem Herzen in den Kristall dringen. Während sich Ihre Liebe mit dem Kristall verbindet, werden die schützenden, harmonisierenden und heilenden Eigenschaften des Steins verstärkt. Stellen Sie sich vor, wie diese Heilkräfte einen Schutzmantel um Sie herum bilden, der wie ein magischer weißer Umhang aussieht und von der Energie des Kristalls durchdrungen ist.

Spüren Sie die liebevolle Energie Ihres Kristalls und danken Sie ihm für seinen Schutz. Öffnen Sie die Augen und kehren Sie in Ihr Alltagsleben zurück. Jetzt können Sie Nachforschungen über den ausgewählten Edelstein anstellen. Finden Sie alles heraus, was es über ihn zu wissen gibt, und halten Sie Ihre Erkenntnisse im Zurück-zur-Natur-Tagebuch fest. Denken Sie immer daran, dass Sie für Ihr eigenes Energiefeld verantwortlich sind. Im Laufe dieses Rituals werden Sie mehr über die heilenden und harmonisierenden Eigenschaften Ihres Kristalls erfahren und damit beginnen, einige dieser wunderbaren Qualitäten zu übernehmen und Ihre innere Kraft und Willensstärke zu verbessern.

HINDERNISSE

Vielleicht stehen Sie der Arbeit mit Kristallen skeptisch gegenüber. Damit sind Sie nicht allein. Die Wissenschaft beginnt langsam, die heilende Kraft von Kristallen zu erforschen und anzuerkennen, aber es ist noch ein langer Weg, bis bewiesen ist, dass Kristalle mehr als nur Steine sind. Die Theorien über die Funktionsweisen von Kristallen sind eine Kombination aus Wissenschaft und Mystik und wir wissen nicht mit Sicherheit, wie die Energie oder Elektrizität des menschlichen Körpers mit Kristallen interagiert.

Das Anliegen dieses Buchs besteht nicht darin, Sie von irgendetwas überzeugen zu wollen, doch es möchte Sie dazu ermuntern, offen zu sein und die Arbeit mit Kristallen einfach auszuprobieren. Sie haben alles zu gewinnen, aber nichts zu verlieren. Auch wenn die Wissenschaft zu keinen eindeutigen Ergebnissen kommt, berichten unzählige Menschen von der positiven Wirkkraft von Kristallen und die zahlreichen Erlebnisberichte haben es zumindest verdient, gelesen zu werden. Mit anderen Worten: Probieren Sie es aus und sehen Sie selbst, ob Sie sich über Kristallkraft mit der Natur verbinden können.

Wenn Sie bereits mit Kristallen vertraut sind, haben Sie vielleicht Schwierigkeiten mit diesem Ritual, weil Sie viele der therapeutischen Eigenschaften kennen, die mit den verschiedenen Edelsteinen einhergehen. Versuchen Sie in diesem Fall, zu den Grundlagen zurückzugehen und Kristalle aus der Sicht eines Anfängers zu betrachten. Sehen Sie, welcher Kristall Ihr Herz oder Ihr intuitives Wissen anspricht, und versuchen Sie, sich bei Ihrer Wahl weder von Ihrem Verstand noch von Ihren Kenntnissen beeinflussen zu lassen.

TUN SIE'S

Je öfter Sie dieses Ritual praktizieren und je stärker Ihre Verbindung zu einem bestimmten Kristall wird, desto liebevoller wird Ihre Beziehung zu sich selbst, der Erde und der ganzen Natur. Denken Sie daran, dass Sie keinen Kristall kaufen müssen, um dieses Ritual durchzuführen. Es reicht aus, sich auf die Kristallkraft einzustimmen und sie sich zunutze zu machen, indem Sie sich auf die Liebe in Ihrem Herzen und die Kraft Ihrer Absicht konzentrieren. Nichts könnte einfacher oder natürlicher sein.

NACH VORNE BLICKEN

Nachdem Sie dieses Ritual mit einem Bild des von Ihnen gewählten Kristalls durchgeführt haben, möchten Sie vielleicht einen Schritt weitergehen und diesen Kristall als kleinen, preiswerten Stein kaufen, um ihn bei sich zu tragen oder als Schmuck anzulegen. Legen Sie ihn auch auf Ihren Schreibtisch, während Sie arbeiten, oder auf ein Regal in der Nähe, während Sie entspannen. Vielleicht möchten Sie auch weitergehende Forschungen über Kristallarbeit im Allgemeinen und diejenigen Kristalle anstellen, die Sie nicht für dieses Ritual ausgewählt haben, um herauszufinden, wie Sie sich besser mit der Natur und Ihrem authentischen Selbst verbinden können. Dabei ist es sinnvoll, Ihren Kristall und alle Aspekte der Natur als eine Erweiterung Ihrer selbst zu betrachten.

Falls Sie weitergehende Fragen zum Thema Kristallkraft in Ihrem Alltag haben, zögern Sie bitte nicht, mich zu kontaktieren, um eine persönliche Heilsitzung oder einen Workshop zu buchen. Ich habe mich der Aufgabe verschrieben, Menschen dabei zu helfen, sich wieder mit der Natur und ihrem wahren Selbst zu verbinden. Für weitere Informationen besuchen Sie alexandrawenman.com oder sehen Sie sich die *Alexandra Wenman Show* auf YouTube an.

FÜRS PROTOKOLL

Verbindungsritual mit der Natur: Schenken Sie dem von Ihnen gewählten Kristall Ihre volle Aufmerksamkeit. Senden Sie ihm Ihre Liebe und Dankbarkeit. Auf diese Weise verbinden Sie sich mit Ihrem Kristall und schenken ihm Ihre Liebe.

Die Theorie: Kristalle sind ein Produkt der Erde. Indem Sie sich auf diese intime und heilige Weise mit ihnen verbinden, fördern und verbessern Sie Ihre Verbindung mit der Natur.

Die Übung: Schreiben Sie auf, wie Sie sich bei diesem Ritual fühlen. Spüren Sie eine liebevolle Verbindung mit dem von Ihnen ausgewählten Kristall? Hebt sich Ihre Stimmung, wenn Sie den Kristall halten oder betrachten? Warum, glauben Sie, hat Ihr Herz diesen Kristall ausgewählt oder warum fühlte es sich mehr zu ihm hingezogen als zu anderen? Was haben Sie bei den Nachforschungen herausgefunden, die Sie nach diesem Ritual über den Kristall angestellt haben? Welche heilenden Eigenschaften werden typischerweise mit dem Kristall assoziiert? Haben sie für Sie irgendeine Bedeutung? Sie sind Ihrem Herzen gefolgt, als Sie ihn ausgewählt haben. Welches Anliegen hat Ihr Herz dabei verfolgt? Was sollten Sie über sich selbst lernen?

DANKE SAGEN

Beim Essen und Trinken bietet sich jeden Tag die Möglichkeit, sich mit der Natur zu verbinden. Nicht umsonst gibt es die Redewendung »Du bist, was du isst«. Die Forschung hat wiederholt bewiesen, dass Menschen, die sich so viel wie möglich von natürlichen, unverarbeiteten Lebensmitteln ernähren, gesünder sind und länger leben.[24] Um es kurz zu halten: Lebensmittel kommen aus der Erde, und je natürlicher und weniger verarbeitet sie sind, desto besser wirken sie sich auf unsere ganzheitliche Gesundheit und unser Wohlbefinden aus.

Die Lebensmittel, von denen Sie sich ernähren, verbinden Sie mit der Natur, denn alles, was Sie essen, wird von Ihrem Körper aufgenommen und versorgt Ihr Gehirn sowie Ihre lebenswichtigen Organe mit gesundheitsfördernden Nährstoffen. Es ist ratsam, natürliche Bio-Lebensmittel stark verarbeiteten Produkten vorzuziehen, da sie gesünder sind, doch mit diesem Ritual will ich Ihnen weder Ernährungstipps geben noch zu einer vegetarischen oder veganen Ernährung raten – geschweige denn zum Kauf von Bio-Produkten. Stattdessen möchte ich Sie mit diesem Ritual einfach dazu ermutigen, mindestens eine Mahlzeit pro Tag als heilig anzusehen, indem Sie sich vor dem Essen bei der Erde bedanken. Wenn Sie beim Essen eine Haltung achtsamer Dankbarkeit einnehmen, werden Sie mehr darüber nachdenken, woher das Essen stammt und ob das, was Sie in den Mund nehmen, eine gute Quelle nährstoffreicher Nahrung aus der Erde ist.

Beim Danke sagen vor dem Essen geht es nicht um Religion, sondern um eine Haltung der Dankbarkeit für die Mahlzeit und des Respekts gegenüber sich selbst, anderen und der Erde, die uns mit den Lebensmitteln versorgt hat. In dieser Zeit können wir der Natur danken. Wenn es Ihren Überzeugungen entspricht, können Sie das Essen auch segnen, um seine gesundheitsfördernden Eigenschaften noch zu verstärken. Doch egal, ob Sie an das Segnen von Essen glauben oder nicht, das Danke sagen wird sie auf jeden Fall dazu ermutigen, innezuhalten und darüber nachzudenken, wie hochwertig und natürlich die Nahrung ist.

DIE WIRKUNG

Unzählige Studien haben gezeigt, dass eine auf natürlichen, unverarbeiteten Nahrungsmitteln basierende und vorwiegend pflanzliche Ernährung optimal ist, um Krankheiten vorzubeugen und bei guter Gesundheit zu bleiben.[25] Auch Bio-Produkte oder Lebensmittel, die so natürlich wie möglich gekocht oder verzehrt werden, gelten aus ernährungswissenschaftlicher Sicht als hochwertiger.[26] Das Problem besteht darin, dass viele ein beschäftigtes Leben führen und sich mit Nahrung zufriedengeben, die stark verarbeitet und mit Zusatzstoffen versetzt ist. Wenn Sie sich einen Moment Zeit nehmen, um der Erde für das Essen zu danken, das Sie kurze Zeit später zu sich nehmen werden, werden Sie mehr darüber nachdenken, wie natürlich und gut diese Zutaten tatsächlich für Sie sind. Dieses Ritual wird auch dazu führen, dass Sie Ihr Essen mehr genießen.

Die Entscheidung, sich Zeit zu nehmen, um im Kreis der Familie zu essen, geht mit vielen positiven Effekten einher. Wissenschaftler haben herausgefunden, dass Familien, die gemeinsam essen, einander näher stehen, sich weniger streiten und sich seltener scheiden lassen.[27] Kinder und Jugendliche aus diesen Familien schneiden in der Schule besser ab und haben ein geringeres Risiko, zu rauchen, zu trinken und Drogen zu nehmen sowie unter Depressionen oder Angstzuständen zu leiden. Diese Tatsache ist nicht überraschend, da das Familienessen eine wichtige Zeit für Familien ist, in der Bindung aufgebaut und ein Gefühl von Zugehörigkeit hergestellt wird. Es bietet auch die Möglichkeit, über die Qualität der Lebensmittel nachzudenken, die Sie für Ihren Körper ausgewählt haben, und der Erde zu danken.

Für diejenigen, die allein leben, kann eine Mahlzeit eine positive und heilige Zeit sein. Bei diesem Ritual geht es darum, Ihr eigener bester Freund oder Ihre eigene beste Freundin zu sein und sich durch die Wahl gesunder Nahrung etwas Gutes zu tun. Ganz gleich, ob Sie mit anderen oder allein speisen – wenn Sie vor dem Essen Danke sagen, werden Sie automatisch langsamer, wodurch Sie Ihr gesundes, nahrhaftes Essen nicht nur mehr genießen und besser verdauen werden, sondern auch bewusster darauf achten können, was Sie gerade essen.

Denken Sie daran, dass die gesündesten und nahrhaftesten Lebensmittel unverarbeitet und so natürlich wie möglich sind.

ERLEBNISBERICHT

Ich persönlich habe mich bewusst dafür entschieden, mein Abendessen zu einer unvergesslichen Mahlzeit zu machen und der Erde für das Essen auf meinem Tisch zu danken. Nachdem ich mein Dankbarkeitsritual in meinem ersten Buch *Achtsamkeitsrituale – 21 Wege zu einem glücklicheren Leben* veröffentlicht hatte, erhielt ich einen herzlichen Brief von meiner Leserin Sophie, die mir mitteilte, dass es ihr Leben tatsächlich veränderte. Sophie war nie auf den Gedanken gekommen, dass ihre »emotionalen Essgewohnheiten« die Ursache für ihre jahrelangen Magenprobleme und ihr diagnostiziertes Reizdarmsyndrom sein könnten. Sie erinnerte sich daran, dass gemeinsame Mahlzeiten in ihrer Familie sehr stressbeladen gewesen waren und sie sich davor gefürchtet hatte. Ihre Mutter hatte sich oft unwohl gefühlt und die Mahlzeiten hastig, widerstrebend und gestresst zubereitet. Wenn das Essen fertig war, hatte sie nach der fünfköpfigen Familie geschrien: »Essen, beeilt euch!« Eines von Sophies Geschwisters kam immer zu spät nach unten, was die ohnehin schon angespannte Atmosphäre noch verschlimmerte.

Sophies Eltern führten keine sonderlich harmonische Beziehung und bei den Mahlzeiten wurde oft gestritten. Sophie konnte es kaum erwarten, aufzustehen, und schlang das Essen buchstäblich hinunter, ohne es zu schmecken. Ihr blieb nicht einmal die Zeit, ihr Essen zu verdauen, da sie als ältestes Mädchen für das Abdecken und Spülen verantwortlich war.

In ihrem Leserbrief schrieb sie mir, dass ihr bewusst geworden war, dass sie ihr Essen noch nie liebevoll zubereitet und auch nie in Erwägung gezogen hatte, dankbar dafür zu sein.

Heutzutage liebt Sophie ihr Essen, das sie mit neu entdeckter Leidenschaft zubereitet. Verarbeitete Lebensmittel vermeidet sie, so gut es geht. Sie zündet eine Kerze an, kauft Blumen für den Tisch, schaltet ihr Telefon aus und sagt einfach Danke, bevor sie langsam isst. Seitdem sie dieses Ritual täglich durchführt, hat ihr das Reizdarmsyndrom zu ihrem Erstaunen keine Probleme mehr bereitet.

DAS RITUAL ZUM LEBEN ERWECKEN

Die Entscheidung, beim Essen Dankbarkeit und Ehrfurcht vor der Erde zu empfinden, geht mit einem emotionalen und spirituellen Aspekt einher. Das Anzünden einer Kerze ist eine kraftvolle Möglichkeit, eine fokussierte und heilige Stimmung am Tisch zu kreieren. Wenn Sie jedoch keine Kerze anzünden möchten, können Sie Ihre Aufmerksamkeit einfach auf eine schöne, natürliche Tischdekoration richten, zum Beispiel eine Vase mit frischen Blumen oder eine Obstschale.

Zünden Sie vor dem Essen eine Kerze an, stellen Sie Ihre Dekoration auf den Tisch oder tun Sie, was immer Sie möchten, damit sich die Mahlzeit besonders und heilig anfühlt. Nehmen Sie anschließend Platz und richten ein paar Worte des Dankes an die Erde, zum Beispiel: »Ich danke dir, liebe Erde, für das Essen, das ich/wir jetzt zu uns nehmen werde/werden.« Es ist jedoch am besten, wenn Sie eigene Worte finden, die sich richtig anfühlen.

Sie können Ihre Augen schließen und sich bedanken, indem Sie Ihren Dank laut aussprechen, oder sich im Stillen bedanken und einfach mit gefalteten Händen im Schoß dasitzen. Denken Sie beim Danke sagen an den Reichtum und die Fülle der Natur. Öffnen Sie dann die Augen und nehmen Sie sich Zeit, um Ihr Essen zu genießen.

HINDERNISSE

Wenn Ihnen das Danksagen nicht zusagt oder es Ihnen unangenehm ist, weil Sie damit Aufmerksamkeit auf sich ziehen könnten, sagen Sie einfach »Guten Appetit« oder heben Sie Ihr Glas. Es spielt keine Rolle, ob Sie der Erde laut oder leise danken. Achten Sie nur darauf, dass Sie es tun.

Wenn Ihr Essen stark verarbeitet ist, haben Sie vielleicht das Gefühl, dass es weder sonderlich gut noch natürlich noch nahrhaft ist und es daher nicht verdient hat, gesegnet zu werden. In diesem Fall können Sie aus dieser Erkenntnis den Antrieb für positive und gesunde Veränderungen in Ihrer Ernährung und Ihrem Lebensstil ziehen. Die Verbindung mit der Natur ist ein Prozess, der nicht nur im Inneren, zum Beispiel durch eine gesunde, natürliche Ernährung, sondern auch im Außen stattfindet, zum Beispiel in Form von Spaziergängen an der frischen Luft.

Wenn Sie dazu neigen, unterwegs zu essen, sollten Sie diese ungesunde Angewohnheit ablegen, sich hinsetzen und Ihre Mahlzeit mit diesem Dankbarkeitsritual aufwerten. Nutzen Sie die Zeit, um Ihr Essen zu genießen und der Erde dafür zu danken, dass sie Ihnen Kraft gibt. Verzichten Sie beim Essen auf Ihr Handy und Ihren Computer. Achten Sie darauf, den Fernseher auszuschalten und zu sitzen. Essen Sie langsam und bewusst. Benutzen Sie Besteck und nach Möglichkeit edles Porzellan und legen Sie Messer und Gabel zwischen den Bissen ab. Nehmen Sie sich nach dem Essen die Zeit, ruhig sitzen zu bleiben, bevor Sie aufstehen und abräumen.

TUN SIE'S

Nichts könnte einfacher sein als vor dem Abendessen Danke zu sagen. Denken Sie daran, dass Sie dafür nicht religiös sein müssen. Sie danken einfach der Erde für das Geschenk des Essens auf Ihrem Tisch.

NACH VORNE BLICKEN

Wenn Sie vor einer Mahlzeit ein Dankbarkeitsritual durchführen, werden Sie sich ganz selbstverständlich fragen, was
da auf Ihrem Teller liegt und ob es natürlich ist. Wenn Ihnen nicht gefällt, was Sie sehen, versprechen Sie sich, in den
kommenden Tagen, Wochen und Monaten etwas zu verändern.

Integrieren Sie dieses Ritual von jetzt an in Ihren Alltag.
Vergewissern Sie sich, dass es für Sie eine Bedeutung hat
und in Ihnen ein Gefühl der Dankbarkeit und Wertschät-
zung für die fruchtbare Erde weckt, die Ihnen Ihre Nahrung
liefert. Durch diesen Akt der Dankbarkeit können Sie Ihre
Mahlzeiten nun so nahrhaft, lecker, angenehm und heilig
wie möglich gestalten.

FÜRS PROTOKOLL

Verbindungsritual mit der Natur: Danken Sie der Erde für das Essen auf Ihrem Teller, bevor Sie Ihre Mahlzeit zu sich nehmen.

Die Theorie: Wenn Sie sich vor dem Essen bei der Erde bedanken, werden Sie eher darüber nachdenken, wie nahrhaft, natürlich und gut das Essen für Sie ist.

Die Übung: Bedanken Sie sich für Ihre Mahlzeit und genießen Sie sie. Kauen Sie achtsam. Stellen Sie sich beim Essen vor, dass Sie mit jedem Bissen die essenzielle Lebenskraft der Natur in sich aufnehmen. Notieren Sie in Ihrem Zurück-zur-Natur-Tagebuch, wie gestärkt Sie sich durch die von Ihnen gesegnete Mahlzeit im Vergleich zu anderen Mahlzeiten fühlen.

FRUCHTMANDALAS

Mandalas (Sanskrit für »Kreis«) gibt es seit Tausenden von Jahren. Inspiriert von den natürlichen Spiralen in der Natur, nutzten vor allem fernöstliche Kulturen ihre natürliche Symbolik für visuelle Meditationen. Das konzentrische Design ist oft, aber nicht immer, kreisförmig und sehr persönlich für den Schöpfenden, der sich dieser Tatsache allerdings nicht immer bewusst ist.

Aller Wahrscheinlichkeit nach war es der berühmte Schweizer Psychiater Carl Gustav Jung, der Mandalas als Erster in der westlichen Welt einführte. Er war der Ansicht, dass die Kunst, Mandalas zu zeichnen, sehr kathartisch und das fertige Produkt nützlich sei, um die innersten Gedanken von Patienten zu entschlüsseln. Er analysierte die Symbole und die Methodik, die die Patienten benutzten, und entwickelte aus diesen Informationen theoretische Kernfragen, die er während des Genesungsprozesses mit den Patienten besprach.

Heutzutage kommen Mandalas bei Gesprächstherapien und in der allgemeinen Meditationspraxis zum Einsatz. Es gibt viele Möglichkeiten, Mandalas zu kreieren, die traditionell oft nicht mit Bleistiften und Farben gezeichnet wurden. Tatsächlich können Mandalas am effektivsten wirken, wenn wir kreativ über ihre Zusammensetzung nachdenken.

Die Rückbesinnung auf die Wurzeln der Mandalas in der Natur ist der Schlüssel zu diesem Ritual. Denken Sie zum Beispiel an Blumen oder Muscheln. Fast alle Blumen weisen winzige kreisförmige Zentren auf, die selbst eine schöne Symmetrie enthalten, und manche Muscheln verfügen über ein Gehäuse mit wunderschönen Spiralen.

Für dieses Ritual werden Sie auf die mitunter schönsten Erzeugnisse der Natur zurückgreifen: Früchte. Wenn Sie verschiedene Früchte aufschneiden, werden Sie in ihrem Kern ein natürliches Mandala finden. Zum Beispiel weisen Kiwis mit ihren schwarzen Samen und ihrem glänzend grünen Fruchtfleisch spektakuläre Muster auf. Verwandeln Sie Mutter Erde in Ihr Kunstatelier und lassen Sie sich von ihr mit allen natürlichen Materialien versorgen, die Sie benötigen.

DIE WIRKUNG

Der Einsatz von Mandalas bei der Behandlung von Angstzuständen und Depressionen ist allgemein bekannt und die Heilwirkung von Mandalas wird auch zunehmend von der Wissenschaft untersucht. Es wurden sogar schon Angststörungen wie Posttraumatische Belastungsstörung (PTBS) mit der Gestaltung von Mandalas behandelt. Bei jüngsten Forschungen mit PTBS-Betroffenen konnte durch die Erstellung von Mandalas eine deutliche Verringerung der Traumasymptome festgestellt werden.[28]

Es kann unglaublich kraftvoll wirken, sich auf die Gestaltung von Linien und Mustern zu konzentrieren und einen Weg hin zum Zentrum zu entwerfen. Bei der Erstellung von Mandalas kann man wunderbarerweise alles tun, was man will, solange man sich an die symmetrischen Prinzipien hält. Es gibt kein Richtig oder Falsch. Lassen Sie einfach Ihre Seele baumeln, während Sie die verschiedenen Schichten des Musters anlegen.

Manche Mandalas werden in mühevoller Kleinarbeit und aus zahlreichen Materialien hergestellt. Zum Beispiel wurde 1998 das Kalachakra-Mandala (bekannt als das »Rad der Zeit«) über mehrere Wochen für eine Ausstellung im *American Museum of Natural History* in New York geschaffen.[29] Es bestand aus mehrfarbigen Sandkörnern, die über einen aufwendigen Metalltrichter einzeln in das Mandala eingefügt wurden. Die Meditation beginnt also nicht erst, wenn das Bild fertig ist, sondern bereits beim Schöpfungsprozess.

Mandalas müssen nicht aufwändig hergestellt werden. Manche der wirkungsvollsten Designs entstehen in wenigen Minuten. Denken Sie nur daran, wie viele Mandalas im Büro oder in Hörsälen als Kritzeleien entstehen!

Bei diesem Ritual greifen wir auf Obst zurück, um ein Mandala zu entwerfen. In vielen Kulturen symbolisieren üppige Früchte Wohlstand, Reichtum und Fruchtbarkeit. Darüber hinaus sind sie reich an lebenswichtigen Mineralien und Vitaminen. Falls Sie Kinder haben, die kein Obst oder Gemüse mögen, können Sie sie mit diesem Ritual auf spielerische Weise an Obst und Gemüse heranführen. Um das Meiste aus dem Prozess herauszuholen, legen Sie am besten eine Absicht fest (siehe Seite 93), bevor Sie mit dem Entwurf beginnen.

ERLEBNISBERICHT

Vor Kurzem war ich, gelinde gesagt, mit den Nerven am Ende, weil ich in London einen Tag lang ein Interview und Verlagstreffen nach dem nächsten hatte. Von Hunger getrieben, holte ich mir eine Schale Obstsalat aus einem Feinkostladen und kehrte ins Büro zurück, um mich auf meinen letzten Termin vorzubereiten.

Während ich den Obstsalat aß, fiel mir das schöne Muster der Kiwi auf und ich musste an meine Tochter denken, die immer Mandalabücher ausmalt. Sie meint, dass sie damit ihren Geist besser fokussieren könne. Mir kam die Idee, ein eigenes Fruchtmandala zu kreieren, und ich nahm mir einen Teller, legte die Kiwischeiben in die Mitte und fügte Blaubeeren, Erdbeeren, Satsuma und Apfelscheiben hinzu. Innerhalb weniger Minuten hatte ich ein farbenfrohes Spiralmuster entworfen.

Ich bemerkte, dass sich mein ganzer Körper entspannter und ausgeglichener anfühlte. Ich machte ein Foto von meiner Kreation und genoss anschließend das köstliche Obst. Danach ging ich entspannt und mit neuem Fokus in meinen letzten Termin.

DAS RITUAL ZUM LEBEN ERWECKEN

Um dieses Ritual zum Leben zu erwecken, beginnen Sie einfach damit, Ihre Gedanken zu beobachten und sich zu fragen, wie Sie sich nach der Erstellung Ihres Mandalas fühlen möchten. Legen Sie Ihre Absicht fest. Was würden Sie gern mit Ihrer Meditation erreichen? Gibt es in Ihrem Leben einen Bereich, in dem Sie sich mehr Führung wünschen? Viele finden es nützlich, ihre Absicht laut auszusprechen. Wenn man eine Bitte laut ausspricht, wird sie dadurch greifbarer.

Wählen Sie nun Ihre Früchte aus und waschen Sie sie kurz ab, um sie danach essen zu können. Es spielt keine Rolle, für welches Obst Sie sich entscheiden, denken Sie nur daran, dass Sie genug Früchte brauchen, um ein Muster zu erstellen. Denken Sie auch nicht, dass Ihr Mandala mathematisch perfekt sein müsste – dies ist Ihr ganz eigener Entwurf.

Wenn Sie Inspiration für die auszuwählenden Obstsorten brauchen, können Sie sich über die Symbolik der Früchte informieren. Zum Beispiel stehen Trauben für Reichtum und Vergnügen, Orangen für Fruchtbarkeit und Glück, während Granatäpfel ein Symbol für Leben und Tod sind. Wenn Sie nach Weisheit, Liebe und Wissen streben, nehmen Sie Äpfel.

Benutzen Sie einen großen Teller oder eine Platte. Sie könnten auch Joghurt als Grundlage verwenden oder Ihre Früchte mit Honig versüßen, aber das ist nicht nötig. Beginnen Sie Ihr Fruchtmandala, indem Sie verschiedene Obststücke in ein kreisförmiges Muster legen. Streben Sie nach Symmetrie, aber denken Sie daran, dass es ansonsten keine festen, schnellen Regeln gibt. Manche arbeiten sich gern von der Mitte nach außen vor, doch wenn Sie lieber am Rand beginnen und sich zur Mitte vorarbeiten, ist das auch in Ordnung.

Nehmen Sie sich so viel Zeit, wie Sie möchten. Fügen Sie die Stücke einfach intuitiv zusammen. Denken Sie dabei an die Konzepte der natürlichen Symmetrie und des Zusammenspiels von Farben. Wenn Sie die Früchte übereinanderschichten, können Sie den Platz auf dem Teller am besten nutzen.

Wenn Sie mit Ihrem Mandala fertig sind, treten Sie einen Schritt zurück und betrachten Sie es. Vielleicht möchten Sie einen Schnappschuss von Ihrer fertigen Kreation machen, den Sie sich später ansehen können, um sich an die Ruhe und Klarheit zu erinnern, die Sie während dieses Prozesses erlebt haben.

Jetzt kommt der lustigste Teil: Essen! Beginnen Sie von außen und arbeiten Sie sich zur Mitte vor. Ja, die Früchte werden fantastisch schmecken, aber der Akt des Essens hat auch etwas Symbolisches. Den Weg zum Zentrum zu finden ist eine überaus kathartische Übung, die Sie sowohl körperlich als auch geistig erfüllen wird.

Ich führe dieses Ritual täglich durch und habe für Zugfahrten sogar ein kleines Mandala mit Gegenständen aus meiner Handtasche kreiert.

HINDERNISSE

Wenn Sie ein Mandala erstellen möchten, aber keine Früchte zur Hand haben, denken Sie darüber nach, andere Schätze aus der Natur zu verwenden, zum Beispiel Kieselsteine, Blätter, Zweige und Blütenblätter. Solange Sie etwas gemäß den Prinzipien der Symmetrie und der Farbabstimmung schaffen, ist es vollkommen egal, welche Materialien Sie verwenden.

Machen Sie sich keine Gedanken darüber, ob Sie etwas falsch machen könnten. Es gibt kein Richtig oder Falsch. Suchen Sie im Internet nach guten Beispielen für unterschiedliche Formen und Größen von Mandalas – von Dreiecken bis zu Diamanten. Die Liste der verwendbaren Materialien ist schier endlos, also lassen Sie Ihrer Kreativität freien Lauf.

Wenn Sie glauben, dass Sie nicht kreativ sind, betrachten Sie dieses Ritual als eine Gelegenheit, Ihre Denkweise zu ändern und legen Sie die Absicht fest, etwas Einzigartiges zu erschaffen. Bei diesem Prozess geht es um Selbstausdruck. Das Wunderbare an Früchten oder anderen Naturprodukten ist, dass Sie sie so lange schneiden und verändern können, bis Sie zufrieden mit dem Ergebnis sind.

Falls Sie nicht viel für Obst übrighaben sollten, können Sie dennoch Fruchtmandalas erstellen und sie mit Freunden, der Familie und Kollegen teilen, denn sie eignen sich auch ideal als kleines, frisches Geschenk. Versuchen Sie einmal, ein fruchtiges Smiley mit Kindern zu kreieren – eine tolle Möglichkeit, um sie dazu zu bringen, mehr frisches Obst zu essen.

TUN SIE'S

Obst ist eine süße Gabe der Natur. Erstellen Sie Ihr Fruchtmandala und verbinden Sie sich durch Ihre Kreativität, Ihre Intuition und Ihre Geschmacksnerven mit der Natur.

NACH VORNE BLICKEN

Dieses Ritual verbindet Sie auf sehr persönliche Art und Weise mit der Natur. Sobald Sie Ihr erstes Mandala erstellt haben, werden Sie nicht mehr damit aufhören können. Es ist eine wunderbare Methode, um sich zu entspannen und die eigenen Wünsche im Leben zu verwirklichen. Vielleicht möchten Sie dieses Ritual täglich wiederholen und in Ihre Kochkunst integrieren. Wenn Sie es wiederholt ausüben, werden Sie feststellen, dass Ihre Meditations- und Konzentrationsfähigkeit besser wird. Meditation braucht Übung und nicht immer hat man die Motivation oder die Zeit, diese Fähigkeit zu verbessern. Indem Sie Mandalas mit Lebensmitteln oder anderen Naturprodukten erstellen, wird der Lernprozess gleich viel interessanter. Wenn Sie Ihren Partner / Ihre Partnerin oder Ihre Kinder dazu ermutigen, kreativ zu werden und ihre eigenen Mandalas zu entwerfen, können Sie gemeinsam Zeit bei einer Aktivität verbringen.

Bei diesem Ritual werden Sie auch lernen, achtsam zu essen und bewusster auf die Welt zu achten, mit der Sie interagieren. Eine achtsame Einstellung zum Essen kann verdauungsfördernd sein und Studien haben gezeigt, dass sie Essanfällen effektiv vorbeugt.[30] Die Welt wird zu einem besseren Ort, wenn wir ein größeres Bewusstsein für unseren Platz in der Welt haben.

FÜRS PROTOKOLL

Verbindungsritual mit der Natur: Meditieren Sie auf spielerische Weise, indem Sie ein schönes Mandala mit frischen Früchten kreieren und es anschließend essen.

Die Theorie: Die Gestaltung von Mandalas ist gut für Meditation und Achtsamkeit. Wer gesundes Essen mit einem gesunden Geist kombiniert, kreiert eine zufriedene Seele.

Die Übung: Integrieren Sie den Gestaltungsprozess von Mandalas in Ihre tägliche Zubereitung von Mahlzeiten. Sie müssen nicht stundenlang an jedem Entwurf arbeiten. In ein oder zwei Minuten haben Sie Ihren Salat in ein naturverbundenes Meisterwerk der Achtsamkeit verwandelt. Halten Sie Ihre Fruchtmandalas fest, indem Sie sie fotografieren oder in Ihr Zurück-zur-Natur-Tagebuch zeichnen.

TEIL 2

NACH DRAUSSEN GEHEN

7 RITUALE NÄHER AN DER NATUR

Die sieben Rituale in diesem Abschnitt sollten über einen Zeitraum von sieben Tagen durchgeführt werden, wobei ein neues Ritual pro Tag auszuführen ist. Mit Ausnahme von Ritual 11, das nur abends vollzogen werden kann, gibt es keine strengen Zeitvorgaben. Die übrigen sechs Rituale sind vielleicht am besten für tagsüber geeignet, wenn es draußen hell ist und Sie Ihre natürliche Umgebung gut sehen können.

Im Gegensatz zu den vorigen sieben Ritualen, die für die Durchführung in geschlossenen Räumen konzipiert waren, sollten diese Rituale möglichst alle an der frischen Luft ausgeführt werden. Sie funktionieren jedoch genauso gut in Innenräumen. Die einzige Voraussetzung besteht darin, dass die Rituale an einem Fenster mit freier Sicht auf den Himmel durchgeführt werden.

Das Ziel dieser Rituale besteht darin, Ihnen die Natur näher zu bringen. In Zukunft können Sie die Rituale in diesem Abschnitt auch an jenen Tagen wiederholen, die unvermeidlich sind und an denen es Ihnen nicht möglich ist, nach draußen zu gehen. Sie werden Ihnen die Natur näher bringen, ganz egal, wo Sie sich befinden.

FRISCHE LUFT

Dieses Ritual bringt im wahrsten Sinne des Wortes frischen Wind in Ihr Leben. In vielerlei Hinsicht umfasst es das Anliegen aller in diesem Buch vorgestellten Rituale, weil es dazu anregt, innezuhalten und tief einzuatmen. Durch dieses Ritual können Sie leichter verstehen, warum frische Luft die beste Medizin ist und warum sich tiefes Atmen tagsüber erheblich auf die Fähigkeit auswirken kann, von der Verbindung mit der Natur und der damit verbundenen gesundheitsfördernden und stimmungsaufhellenden Wirkung zu profitieren.

DIE WIRKUNG

Zahlreiche Studien haben die gesundheitsfördernde Wirkung von frischer Luft belegt, die vorzugsweise im Freien einzuatmen ist. Eine Studie der University of Essex fand heraus, dass bereits fünf Minuten frische Luft pro Tag ausreichen, um die Stimmung zu heben.[31] Noch besser ist es, zügig zu gehen, wenn man frische Luft einatmet, da das Gehen eine tiefere Atmung verursacht und Glückshormone freisetzt. Andere Forschungen haben gezeigt, dass genügend frische Luft am Tag wichtig für Stressabbau, eine verbesserte Verdauung und einen erholsamen Schlaf ist.[32]

Wenn also schon das Einatmen frischer Luft mit so vielen gesundheitsfördernden Effekten einhergeht, wie viel wirkungsvoller könnte es sein, sich die Zeit zu nehmen, tief einzuatmen? Vielleicht verbringen Sie schon viel Zeit an der frischen Luft, ohne jedoch richtig zu atmen, weshalb Sie nicht alle Vorteile ausschöpfen. Gibt es denn überhaupt eine richtige Art zu atmen?

Atmen Sie jetzt tief ein, auch wenn Sie sich in einem geschlossenen Raum aufhalten. Achten Sie darauf, wie befriedigend sich das anfühlt. Es gibt Studien, die zeigen, dass tiefes und langsames Atmen, auch Bauchatmung genannt, weitaus besser für die Stimmung und das Wohlbefinden ist als eine flache, schnelle Atmung bzw. Brustatmung.[33] Wenn Sie tief einatmen, strömt die Luft durch die Nase in die Lunge und der untere Bauch hebt sich. Eine flache Atmung begrenzt die Menge an sauerstoffhaltiger Luft, die von der Lunge aufgenommen wird, und der untere Teil der Lunge wird nicht mit Sauerstoff versorgt. Dies kann dazu führen, dass Sie sich kurzatmig und gestresst fühlen.

Viele führen ein hektisches Leben und denken nicht über ihre Atmung nach. Wir neigen dazu, schnell und flach aus dem Brustkorb zu atmen, aber Untersuchungen zeigen, dass unser Wohlbefinden durch eine tiefe, langsame Atmung unter Einbeziehung unserer Bauchmuskeln erst richtig verbessert wird. Eine tiefe Atmung ist deshalb so gut für uns, weil sie die Sauerstoffversorgung erhöht, den Sauerstoffaustausch fördert und die Abgabe von Kohlendioxid und anderen Giftstoffen aus dem Körper unterstützt. Sie hilft auch beim Stressabbau, fördert besseren Schlaf, senkt den Blutdruck und den Puls und verbessert nicht nur die Verdauung, sondern auch die Stimmung, die Konzentration, die Energie und die Ausdauer.

Angesichts der zahlreichen gesundheitlichen Vorteile der tiefen Atmung und ihrer Verstärkung durch frische Luft, sollte es für uns alle zu einem festen Bestandteil des Tages werden, sich etwas Zeit zu nehmen, um draußen oder in der Nähe einer frischen Luftquelle wie einem offenen Fenster langsam und tief einzuatmen.

ERLEBNISBERICHT

Vor einiger Zeit arbeitete ich mit einem Kollegen namens Paul an einem Forschungsprojekt. Es machte Spaß, mit ihm zu arbeiten. Er übte seinen Beruf mit großer Leidenschaft aus, aber mit der Zeit bemerkte ich, dass er an manchen Tagen mehrmals täglich Schmerzmittel nahm. Als ich ihn etwas besser kennenlernte, fragte ich ihn nach dem Grund und er erzählte mir, dass er seit Jahren unter chronischen Kopfschmerzen litt. Er hatte einen Arzt nach dem anderen aufgesucht und unzählige Medikamente ausprobiert, jedoch festgestellt, dass die Einnahme von rezeptfreien Schmerzmitteln am wirksamsten war. Er erzählte mir, dass seine Frau viele Bücher über Ernährung gelesen habe und sie gemeinsam herausfinden wollten, ob der Verzicht auf bestimmte Nahrungsmittel helfen könnte. Da nichts funktionierte, war er mit seinem Latein am Ende. Mangelnde Fitness konnte er als Grund ausschließen, da er jeden Tag mit dem Fahrrad zur Arbeit fuhr und ein begeisterter Jogger war.

Nachdem wir die Arbeit an dem Projekt beendeten, sah ich ihn erst sechs Monate später wieder, als wir uns für ein anderes Projekt zusammenschlossen. Diesmal sah er vollkommen verändert aus. Hatte er zuvor gehetzt ausgesehen, strotzte er jetzt förmlich vor Energie. Er wurde auch nicht mehr von permanenten Kopfschmerzen geplagt und die Einnahme von Schmerzmitteln gehörte der Vergangenheit an.

Neugierig fragte ich ihn, wie es zu dieser Verwandlung gekommen sei, und er antwortete, dass es am Gärtnern liege. Seine Tochter hatte in der Schule eine Hausaufgabe im Gärtnern erhalten. Er beschloss, ihr dabei zu helfen, und obwohl ihr Projekt nach wenigen Tagen beendet war, entdeckte er seine Liebe zum Gärtnern, von der er zuvor nichts gewusst hatte.

Paul erzählte mir, dass sich sein Leben von Grund auf verändert hatte, seit er so viel Zeit wie möglich in seinem Garten verbrachte und viel frische Luft bekam, ohne ständig auf seinen Computerbildschirm zu starren. Manchmal leidet er immer noch an seltsam bohrenden Kopfschmerzen, die aber nichts im Vergleich zu früher sind. Dank seines grünen Daumens konnte er seine chronischen Kopfschmerzen auf einfache und natürliche Weise lindern. So konnte er die gesundheitsfördernden Eigenschaften frischer Luft genießen, aber anstatt sich wie beim Radfahren oder Joggen auf die Bewegung zu konzentrieren, erlebte er bei der Gartenarbeit einen entspannten, fast meditativen Zustand. Mit anderen Worten: Er atmete die frische Luft tief und langsam ein, während er sich sanft bewegte.

DAS RITUAL ZUM LEBEN ERWECKEN

Dieses Ritual kann im Freien, an einem offenen Fenster oder einer offenen Tür durchgeführt werden. Wichtig ist, dass Sie sich in der Nähe einer frischen Luftquelle aufhalten. Morgens ist eine gute Zeit, um dieses Ritual durchzuführen, da es dann sehr anregend ist, aber Sie können es zu jeder Tageszeit durchführen.

Stellen oder setzen Sie sich aufrecht hin, die Schultern entspannt, und achten Sie auf Ihre Atmung. Wenn Sie sich selbst nicht atmen hören können, atmen Sie zu flach. Nehmen Sie sich einen Moment Zeit, um den Mund zu schließen, und atmen Sie mithilfe Ihrer Bauchmuskeln langsam und tief durch die Nase ein. Hören Sie das Geräusch Ihrer Lungen, die sich mit Luft füllen. Zählen Sie beim Einatmen bis fünf. Dabei können Sie sehen, wie sich Ihr Magen ausdehnt. Halten Sie dann zwei Sekunden die Luft an, bevor Sie durch den Mund ausatmen und die gesamte Luft vollständig aus Ihren Lungen strömen lassen. Wiederholen Sie diesen Kreislauf des Ein- und Ausatmens mindestens fünfmal.

Führen Sie dieses Ritual bewusst und achtsam durch, um ihm eine tiefe, heilige Bedeutung zu verleihen. Sie atmen Sauerstoff ein und versorgen Ihren Körper mit Lebenskraft. Stellen Sie sich vor, wie sich Ihre Lunge mit dem Licht und den Heileigenschaften der Natur füllt. Denken Sie daran, dass bei flacher Atmung nur ein kleiner Teil Ihrer Lunge involviert ist, tiefe Atmung hingegen alle Ihre Organe und Körperfunktionen mit lebenswichtigem Sauerstoff versorgt.

HINDERNISSE

Wenn Sie in der Stadt wohnen, wo es mehr Verkehr und Umweltverschmutzung gibt, kann es schwierig sein, einen Ort mit frischer Luft zum Einatmen zu finden. Suchen Sie in diesem Fall einen nahe gelegenen Park oder eine Grünfläche auf, um tief einzuatmen.

Wenn Sie aufgrund Ihrer Lebens- oder Arbeitsumstände den Tag größtenteils in geschlossenen Räumen verbringen müssen, führen Sie dieses Ritual an einem offenen Fenster oder einer offenen Tür durch. Wenn sich das Fenster zu einer belebten Straße hin öffnet, halten Sie etwas Abstand, um keine Schadstoffe einzuatmen, aber führen Sie dieses Ritual trotzdem durch, um seine Wirkung zu spüren. Tiefes Atmen in geschlossenen Räumen ist besser, als gar nicht tief zu atmen.

Möglicherweise stellen Sie fest, dass Sie Ihre Bauchmuskeln anspannen, anstatt sie zu entspannen, was tiefes Atmen jedoch beeinträchtigt und die Wahrscheinlichkeit einer flachen Atmung erhöht. Die Bauchdecke sollte sich daher wie von selbst heben und senken. Wenn Sie immer noch das Gefühl haben, dass es sich unnatürlich anfühlt, in den Bauch zu atmen, lassen Sie sich von Babys inspirieren, die diese Atmung ganz natürlich ausführen. Wenn Sie sich die Zeit zum Üben nehmen, wird Ihnen diese Atemtechnik zur zweiten Natur. Falls es Ihnen lächerlich vorkommen sollte, an einem Fenster zu stehen und tief einzuatmen, können Sie während dieser Übung anderen Aktivitäten nachgehen, zum Beispiel Gärtnern, Wäsche zusammenlegen oder Bügeln.

TUN SIE'S

Wir alle müssen atmen! Sie können Ihre Atmung daher ebenso gut ritualisieren und zwar auf eine Art und Weise, die die gesundheitlichen Vorteile verstärkt, die aus der Verbindung mit der Natur hervorgehen.

NACH VORNE BLICKEN

Wenn Sie zusätzliche Hilfe und Anleitungen für die Übungen zum tiefen Atmen benötigen, damit sie sich natürlicher anfühlen, können Sie eine App über tiefe Atmung herunterladen, zum Beispiel »Atemübungen kostenlos« oder »Breath Ball«. Achten Sie jedoch unbedingt darauf, nicht unachtsam zu werden, wenn Sie dieses Ritual jeden Tag ausüben. Denken Sie bei der Ausführung immer daran, dass es nicht lediglich darum geht zu atmen, sondern sich auf eine einfache und natürliche Weise mit der Essenz und der Heilkraft der Natur zu verbinden.

Selbst wenn Sie dieses Ritual anfangs an einem offenen Fenster oder einer offenen Tür durchgeführt haben, können Sie sich jetzt entscheiden, in engeren Kontakt zur Natur zu treten und es draußen im Garten, im Hinterhof, einer Grünfläche oder einem Park in der Nähe auszuüben. Vielleicht wird Ihnen auch immer bewusster, wie viel frische Luft Sie täglich bekommen. Erhöhen Sie die Menge, indem Sie tagsüber öfter Ihre Fenster öffnen, um Ihre Wohn- und Arbeitsbereiche zu lüften, und gehen Sie so oft wie möglich im Freien spazieren. Jeden Tag frische Luft zu bekommen und tief einzuatmen, ist wirklich die beste Medizin der Natur. Gartenarbeit ist ebenfalls eine wunderbare Methode, denn beim Gärtnern gelangt man in der Regel in einen ruhigen, meditativen Zustand, der tiefes und langsames Atmen auf natürliche Weise begünstigt.

FÜRS PROTOKOLL

Verbindungsritual mit der Natur: Atmen Sie mindestens einmal täglich im Freien oder an einer offenen Tür oder einem offenen Fenster fünfmal hintereinander tief ein und aus.

Die Theorie: Das tiefe und langsame Einatmen von frischer Luft fördert die Konzentration und baut Stress ab. Es ermutigt auch auf natürliche Weise dazu, sich mit der Natur zu verbinden, da wir frische Luft mit der Natur assoziieren.

Die Übung: Vielleicht möchten Sie in Ihrem Zurück-zur-Natur-Tagebuch festhalten, wie Sie sich vor und nach diesem Ritual fühlen. Wenn Sie sich zu irgendeinem Zeitpunkt des Tages angespannt oder gestresst fühlen oder Inspiration brauchen, führen Sie dieses Ritual durch und beobachten Sie, ob ein Zusammenhang zwischen der Konzentration auf richtiges Atmen und der Energie, der Motivation, dem Glück und dem Wohlbefinden nach diesem Ritual besteht.

WOLKEN BEOBACHTEN

Wie oft sprechen wir von der Natur, als wäre sie etwas, das von uns getrennt ist, und wir unabhängig von ihr wären. Wir beachten sie nur dann, wenn das Wetter unsere Pläne zu durchkreuzen droht, wenn es zu Naturkatastrophen kommt und die Natur als Gefahr wahrgenommen wird. Mit anderen Worten: Allzu oft stellen wir Distanz zwischen uns und der Natur her und schenken ihr nur dann Aufmerksamkeit, wenn sie uns Unannehmlichkeiten bereitet oder zu einer Bedrohung wird.

Dabei übersehen wir, dass wir nicht von der Natur getrennt, sondern ein Teil von ihr sind. Wir *sind* die Natur. Wir können toben wie ein Sturm, explodieren wie ein Vulkan, bezaubern wie ein Sonnenuntergang, beruhigen wie ein Regenbogen und so offen sein wie der Himmel. Dies bezeugen viele klassische Romane, in denen die literarische Technik des pathetischen Irrtums angewandt wird, um Naturphänomene mit menschlichen Emotionen und Verhaltensweisen zu belegen, zum Beispiel, wenn das Meer als

»grausam« oder ein Gewitter als »gewaltsam« beschrieben wird.

Wenn wir Wolken beobachten, können wir uns auf angenehme Weise daran erinnern, dass wir Teil der Natur sind. Wolken sind für uns so selbstverständlich, dass wir ihnen kaum Beachtung schenken, aber wenn wir uns nach einem anstrengenden Tag etwas Zeit nehmen, um sie zu beobachten, gehen wir eine überaus bereichernde Verbindung mit der Natur ein. Wenn wir die Natur so beobachten, erkennen wir unsere eigene wahre Natur und erfahren, wer wir wirklich und authentisch sind.

Wahrscheinlich haben Sie als Kind Wolken beobachtet. Vielleicht haben Sie durch ein Fenster geblickt und eine Form entdeckt, die wie eine Person, ein Tier oder ein Gegenstand aussah, und haben sie mit ihrem Blick verfolgt, bis sie sich aufgelöst und in etwas anderes verwandelt hat. Vielleicht haben Sie auch mit dem Rücken auf dem Gras gelegen und staunend die sich verändernden Formen am Himmel betrachtet. Je älter Sie wurden und je hektischer es in Ihrem Leben zuging, desto seltener haben Sie wahrscheinlich Wolken beobachtet. Vielleicht haben Sie es auch ganz aufgegeben und Ihnen ist nicht bewusst, dass es keine kindische Zeitverschwendung war. Es hat Ihre Vorstellungskraft bereichert, Ihre Konzentration verbessert, Ihre Stimmung gehoben und Sie daran erinnert, dass Sie Teil der Natur sind. Deshalb will das heutige Ritual Sie dazu ermutigen, sich wieder mit Ihrem inneren Kind zu verbinden, um die mühelose Verbundenheit wiederzuentdecken, die Sie einst zur Natur und damit auch zu Ihrem wahren oder authentischen

Selbst spürten: Nehmen Sie sich einen Moment Zeit, um Wolken zu beobachten.

DIE WIRKUNG

Wenn Sie sich Zeit nehmen, um die wechselhaften Wolkenformen aufmerksam anzusehen und Ihre Gedanken schweifen zu lassen, geraten Sie in einen meditativen Zustand – ob Sie sich dessen bewusst sind oder nicht. Es gibt viele Studien, die belegen, dass Meditation auf natürliche Weise stressmindernd und stimmungsaufhellend wirkt.[34] Doch dieses Ritual wird nicht nur einen meditativen Zustand herbeiführen, sondern Ihre Verbindung mit der Natur erheblich stärken. Es ist unmöglich, Wolken anzusehen, ohne ein Gefühl der Ehrfurcht und Verbundenheit zu empfinden und zu spüren, dass man Teil von etwas Größerem ist. Selbst wenn die Wolken grau und düster aussehen, haftet ihnen immer etwas Weites und Schönes an. Durch ihren Anblick können Sie die Natur bewusster erleben und wertschätzen, was wiederum Ihre Verbindung mit der Natur stärkt.[35]

ERLEBNISBERICHT

Das Beobachten von Wolken gehört zu meinen Lieblingsbeschäftigungen. Für mich sind Wolken magisch und hypnotisierend. Sie nehmen so viele verschiedene Formen an, und auch wenn ich nur wenig Zeit habe, um sie anzusehen, fühle ich mich sofort ruhiger, glücklicher und entspannter. Außerdem lasse ich mich immer dann von Wolken inspirieren, wenn ich das Gefühl habe, emotional und geistig irgendwie festzustecken. Die Weite der Wolken erinnert mich daran, dass es in diesem Leben so viel mehr gibt, als es auf den ersten Blick scheint, und dass ich Teil der Natur bin – Teil von etwas, das so viel größer ist als ich selbst. Mit anderen Worten: Die Wolken erinnern mich daran, dass es einen größeren Zusammenhang in meinem Leben gibt; ich bin nicht nur ein Teil der Natur, sondern auch mit ihr verbunden. Ich *bin* die Natur.

In den Jahren, in denen ich über spirituelles Wachstum schrieb, erhielt ich unzählige Leserbriefe über Wolkenformationen. Viele Leserinnen und Leser sahen in den Wolken die Gesichter von verstorbenen Angehörigen, was ihnen ein überwältigendes Gefühl von Trost und Nähe gab, das sie sich nicht erklären konnten. Andere schrieben mir, dass sie Wolken gesehen hätten, die wie Flügel, Federn oder Engelswesen aus Licht aussahen und bei deren Anblick sie von einem Gefühl der Ruhe erfüllt waren, das ihnen zuvor im Leben gefehlt hatte. Doch Menschen sehen nicht nur spirituelle Symbole in den Wolken. Ich habe Briefe über unzählige verschiedene Formen erhalten, die für meine Leserinnen und Leser eine tiefe persönliche Bedeutung haben.

Die folgende Geschichte hat mich sehr berührt, als ich sie gelesen habe, und wurde mir von Kiru geschickt.

»Ich möchte Ihnen gern erzählen, was mir diesen Sommer Außergewöhnliches passiert ist. Ich fuhr gerade nach Hause, als mich ein Gefühl der Schwere und Traurigkeit überkam. Mein Körper, Geist und Herz fühlten sich schwer an. Es war nicht das erste Mal, dass ich mich so fühlte, denn ich war schon seit langem niedergeschlagen, aber diesmal war das Gefühl der Trennung, der Verzweiflung und der Isolation sehr intensiv und tief. Ich dachte tatsächlich darüber nach, mit dem Auto einen Unfall zu bauen. Es tut mir sehr leid, dass ich Ihnen das erzähle, und wahrscheinlich hätte ich es in Wirklichkeit auch nicht getan, denn tief im Inneren weiß ich, dass das Leben ein kostbares Geschenk ist, aber ich schreibe es Ihnen, damit Sie wissen, wie schlimm es in mir aussah.

In meiner Verzweiflung blickte ich zum Himmel, fast so, als würde ich einen Hilferuf senden. Es war ein schöner sonniger Tag und ich sah eine herzförmige Wolke. Sie war absolut perfekt. Ich hielt den Wagen an und saß einfach da, um diese wunderbare herzförmige Wolke zu betrachten. Sie schien eine Ewigkeit in dieser Form zu bleiben, und obwohl ich bereits zu spät zu einem Termin kam, beschloss ich, das Herz so lange zu beobachten, wie es am Himmel über mir war. Irgendwann verwandelte sich die Herzform in weiße Wellen, doch in der Zeit, in der ich die Wolken beobachtete, fühlte ich mich von Liebe umfangen. Ich fühlte mich als Teil der Welt, die mir kurz zuvor noch so fremd vorgekommen war. Der Anblick dieser herzförmigen Wolke hat sich tief in meinen Verstand und mein Herz gebrannt. Sie hat mich daran erinnert, dass ich nicht getrennt von dieser Welt, sondern tatsächlich ein Teil von ihr bin und die Natur mir sagen kann, wer ich in Wahrheit bin. Sie erinnert mich auch daran, dass sich alles verändert und dass es keine Wolken gibt, die so dunkel sind, dass die Sonne sie nicht erhellen könnte.«

DAS RITUAL ZU LEBEN ERWECKEN

Um dieses Ritual zum Leben zu erwecken, müssen Sie nach draußen gehen oder durch ein Fenster oder Dachfenster in den Himmel sehen. Es wäre natürlich ideal, wenn Sie dieses Ritual im Freien durchführen, aber wenn Sie es an einem offenen Fenster ausführen und so viel frische, gesunde Luft einatmen wie möglich, ist das ebenfalls in Ordnung. Wenn es Ihnen nicht möglich sein sollte, brauchen Sie das Fenster weder zu öffnen noch nach draußen zu gehen; alles, was Sie benötigen ist eine freie Sicht auf den Himmel.

Planen Sie für dieses Ritual etwa zehn Minuten ein. Stellen Sie sich am besten einen Timer, denn Sie werden feststellen, dass man beim Wolkenbeobachten sehr leicht das Zeitgefühl verlieren kann. Wenn Sie das Ritual im Freien durchführen, nehmen Sie ein Handtuch oder eine Matte mit, auf die Sie sich setzen oder legen können. Wenn Sie es drinnen durchführen, setzen Sie sich an ein Fenster. Machen Sie es sich bequem und beginnen Sie einfach damit, Ihre Aufmerksamkeit auf die Wolken am Himmel zu richten. Sie sollten sie nicht intensiv anstarren (oder direkt in die Sonne sehen, was Ihre Augen schädigen kann), sondern einfach nur sanft in die Wolken blicken, so als würden Sie im Zug aus dem Fenster schauen. Achten Sie auf die Formen, die Sie am Himmel erkennen. Lassen Sie Ihrer Fantasie freien Lauf. Was bedeuten die Bilder, die Sie sehen? Wie fühlen Sie sich bei ihrem

Anblick? Falls Sie ein sehr klares Bild sehen, könnten Sie es fotografieren.

Wenn die zehn Minuten vorbei sind, schließen und öffnen Sie mehrmals die Augen und schütteln Sie anschließend Ihre Hände und Füße, um wieder im Alltag anzukommen. Zeichnen Sie die Wolken oder schreiben Sie in Ihr Zurück-zur-Natur-Tagebuch, was Sie gesehen und erkannt haben.

Mit diesem Ritual können Sie Ihren Horizont und Ihr Bewusstsein erweitern. Außerdem verbindet es Sie mit Ihrem wahren und authentischen Selbst, das genau weiß, dass Sie ein Teil der Natur sind, und von dem Sie durch die Hektik des modernen Lebens oft abgetrennt sind.

HINDERNISSE

Sie sollten es immer vermeiden, direkt in die Sonne zu sehen, da dies Ihr Sehvermögen schädigen kann. Falls die Sonne sehr hell ist, blicken Sie auch nicht in ihre hellen Strahlen.

Wenn Sie keine Lust haben, Ihr Zeitgefühl zu verlieren, stellen Sie sich für dieses Ritual einen Timer oder einen Wecker. Machen Sie sich keine Sorgen darüber, beim Anblick der Wolken Ihren kühlen Kopf zu verlieren. Falls Ihnen schwindelig wird, sehen Sie es einfach als Zeichen dafür, dass sich Ihr Bewusstsein erweitert. Es kann berauschend sein, sich mit den mannigfachen Möglichkeiten der Natur zu verbinden. Sie erleben ein natürliches High. Genießen Sie es. Wenn es sich überwältigend anfühlt und Ihnen die Tränen kommen, führen Sie dieses Ritual besser nicht im Liegen durch, da Sie sich allzu verwundbar fühlen könnten. Setzen Sie sich aufrecht hin. Achten Sie nach dem Ritual darauf, sich zu erden oder Ihre innere Mitte zu finden. Dehnen Sie sich, gähnen Sie, stampfen Sie mit den Füßen auf und trinken Sie ein Glas Wasser oder essen Sie einen gesunden Snack.

TUN SIE'S

Sie können dieses Ritual spontan durchführen. Nehmen Sie sich einfach eine Auszeit von der Arbeit oder Ihrer täglichen Routine, um in den Himmel zu schauen und die Wolken über Ihnen zu bestaunen.

NACH VORNE BLICKEN

Dieses Ritual wird umso bereichernder, je öfter Sie es wiederholen. Führen Sie es nicht nur einmal, sondern immer wieder durch. Machen Sie das Wolkenbeobachten zu Ihrem Hobby. Sie können mehr über Wolken in Erfahrung bringen, sie fotografieren und zeichnen und in Ihr Zurück-zur-Natur-Tagebuch schreiben, was sie Ihnen bedeuten. Schicken Sie mir Ihre Wolkenbilder (für mehr Informationen siehe Seite 241).

Treten Sie einem Verein von Wolkenbeobachtern bei, zum Beispiel unter https://cloudappreciationsociety.org/

oder laden Sie eine App fürs Wolkenbeobachten herunter, zum Beispiel https://cloudspotterapp.com.

Lassen Sie keinen Tag verstreichen, ohne wenigstens einmal in die Wolken zu schauen und sie wertzuschätzen. Im Altertum glaubten die Druiden, dass Wolkenformationen als Orientierungshilfen dienen. Sobald das Beobachten von Wolken zu einem Teil Ihres Alltags geworden ist, können Sie die Wolken bitten, Ihnen Formationen oder Formen zu zeigen, die Ihre Fragen beantworten.

Solange es am Himmel Wolken gibt, können Sie dieses Ritual durchführen. Sie können es ein- oder zweimal täglich oder so oft wiederholen, wie es Ihnen dabei hilft, sich mit der Natur zu verbinden und herauszufinden, was die Wolken Ihnen mitteilen möchten – sowohl über Sie als auch über die heilige Natur, zu der Sie gehören.

FÜRS PROTOKOLL

Verbindungsritual mit der Natur: Gehen Sie nach draußen oder setzen Sie sich an ein Fenster und meditieren Sie für mindestens zehn Minuten, während Sie die Wolken beobachten.

Die Theorie: Dabei gelangen Sie ganz natürlich in einen meditativen Zustand. Das Beobachten von Wolken erinnert Sie auch daran, dass Sie ein Teil der Natur sind.

Die Übung: Versenken Sie sich in das Beobachten von Wolken, indem Sie ihre Formen und Formationen studieren. Lassen Sie sich von ihnen inspirieren und trösten. Sprechen Sie mit ihnen, wenn Sie möchten, laut oder in Gedanken. Den amerikanischen Philosophen und Dichter Henry Thoreau hat es sehr motiviert, mit den Wolken zu reden, und dasselbe könnte auch für Sie gelten. Lassen Sie Ihre Gedanken so frei schweifen, wie die Wolken durch den Himmel ziehen. Halten Sie alle Intuitionen oder Aha-Erlebnisse, zu denen Sie das Beobachten der Wolken inspiriert, in Ihrem Zurück-zur-Natur-Tagebuch fest.

RITUAL #10

NATURGERÄUSCHE

Es gibt einen Grund, warum wir uns gut fühlen, wenn wir bei Spaziergängen auf dem Land oder im Park in Kontakt mit der Natur treten, und warum in Wellness-Spas oft sanfte Naturgeräusche wie Wasserfälle oder Vogelgezwitscher im Hintergrund gespielt werden. Es gibt Belege dafür, dass das Hören von Naturgeräuschen sowohl eine beruhigende als auch eine stärkende Wirkung hat.[36] Anscheinend können Naturgeräusche die Produktivität steigern und zugleich Stress abbauen.

Kurz gesagt: Es ist für Geist und Körper überaus belebend, sich regelmäßig eine Auszeit zu nehmen, um den Klängen der Natur zu lauschen.

DIE WIRKUNG

Forscher haben die Gehirnwellen und Herzfrequenzen von Menschen untersucht, während sie Naturgeräuschen lauschten, um zu verstehen, warum die Klänge der Natur so gut für die Gesundheit sind. Sie fanden heraus, dass sich dabei neuronale Verbindungen im Gehirn bilden, die die

Konzentration fördern. Durch das Hören von Naturgeräuschen kann auch der Puls gesenkt werden, was auf natürliche Weise zu Entspannung führt.[37]

Die Forschung zeigt auch, dass das Hören von Naturgeräuschen dazu beitragen kann, den gesamten Körper zu entspannen, die Atmung zu regulieren und die Stimmung zu verbessern. Wenn man in schwierigen oder stressigen Situationen Naturgeräuschen lauscht, fühlt man sich eher dazu in der Lage, mit Herausforderungen umzugehen. Noch ermutigender ist die Tatsache, dass sich die Menschen, die regelmäßig Naturgeräusche hören, noch Wochen später ruhiger, zufriedener und insgesamt ausgeglichener fühlen.

Bei der Erforschung von Naturgeräuschen hat sich ein bedeutender Faktor herauskristallisiert: Es macht absolut keinen Unterschied, ob man Naturgeräusche an der frischen Luft oder über eine Tonaufnahme in geschlossenen Räumen hört; die erholsame und entspannende Wirkung ist dieselbe.[38]

ERLEBNISBERICHT

Vor einigen Jahren erhielt ich eine bewegende Geschichte von Joanna, einer meiner jüngeren Leserinnen. Sie erzählte mir, dass sie sich mit 17 Jahren unter enormem Druck befand. Sie stand kurz vor ihrem Abitur, konnte sich aber nicht gut darauf vorbereiten, weil sie am Wochenende als Kellnerin arbeiten musste, um über die Runden zu kommen. Zugleich kümmerte sie sich um ihren jüngeren Bruder, da ihre Mutter meistens schwach und krank war.

Ihr Vater wohnte in der Nähe, aber sie hatten keinen Kontakt.

Joanna erzählte mir, dass es oft Spannungen zwischen ihr und ihrer Mutter gab und dass es ihr schwerfiel, die ganze Zeit die Verantwortung für ihren Bruder zu übernehmen. Manchmal wollte sie einfach nur mit ihren Freundinnen abhängen, doch sie hatte nie Zeit, um sich zu entspannen. Wenn sie nicht gerade für ihre Prüfungen lernte, kellnerte sie, kümmerte sich um ihre Mutter oder »bemutterte« ihren jüngeren Bruder. Sie hatte das Gefühl, dass sich alle auf sie verließen und sie sich als Einzige um alles kümmerte. Die Situation wuchs ihr über den Kopf und sie bekam Panikattacken wegen ihrer bevorstehenden Prüfungen. Sie litt auch unter schlimmen Magenkrämpfen und konnte einmal kaum aufrecht sitzen bleiben und dem Unterricht folgen. Die besorgte Lehrerin schickte sie zur Schulkrankenschwester.

Joanna ging fest davon aus, dass man ihr Schmerzmittel geben und sie nach Hause schicken würde. Stattdessen stellte ihr die Krankenschwester Fragen über ihr Leben zu Hause und sagte ihr dann, sie solle nach draußen in die Sonne gehen und eine Stunde in Ruhe allein verbringen. Joanna fragte, ob sie ihre Hausaufgaben und ihr Handy mitnehmen könne, aber die Krankenschwester sagte Nein und wies sie an, sich unter einen Baum zu setzen und dem Vogelgesang zu lauschen. Joanna befolgte ihren Rat. Sie legte sich einfach neben einen Baum, schloss die Augen und lauschte dem Vogelgesang, den sie als unglaublich schön, friedlich und heilsam erlebte.

Eine Stunde später ging Joanna zurück zur Kranken-schwester und sagte ihr, dass es ihr schon viel besser gehe und ihre Bauchschmerzen vollständig verschwunden seien. Nachdem sie einfach eine Stunde dem Vogelgezwitscher ge-lauscht hatte, fühlte sie sich wie neugeboren. Die Kranken-schwester sagte ihr, wo sie online kostenlose Aufnahmen von Vogelgesang finden konnte, und ermutigte sie dazu, sich regelmäßig Zeit zu nehmen, um still dazusitzen und den Naturgeräuschen zu lauschen, vor allem, wenn es zu Hause zu viel wurde.

Joanna erzählte mir, dass sie genau das getan hatte, und obwohl sie für ihr Alter immer noch sehr beschäftigt und ihre Situation nicht perfekt ist, kommt sie nun viel besser im Leben zurecht. Ihre familiäre Situation hat sich verbes-sert und sie ist nicht mehr so überanstrengt und müde. Sie weiß jetzt, wie sie sich um sich selbst kümmern kann, und nimmt sich Zeit, um der Natur zu lauschen, wenn sie es braucht.

Als Antwort auf ihren Brief schrieb ich Joanna, dass es eine tiefe, natürliche Verbindung zwischen Vögeln und unserem persönlichen spirituellen Wachstum gibt und dass es unglaublich zur Entspannung beiträgt, sich eine Auszeit zu nehmen und den Klängen der Natur zu lauschen. Ich er-mutigte sie, sich weiterhin Zeit zu nehmen, um den Natur-geräuschen zu lauschen, und wünschte ihr viel Erfolg für ihre Prüfungen. Einige Monate später schrieb sie mir, dass sie ihre angestrebten Noten erreicht hatte und an Ihrer fa-vorisierten Universität angenommen worden war. Natürlich war das Hören von Vogelgesang nicht der einzige Schlüssel zu Joannas Genesung und Prüfungserfolg – viel davon ist auf ihre Disziplin und harte Arbeit zurückzuführen –, aber ich habe das Gefühl, dass der Moment des Vogelgesangs der entscheidende Antrieb für die positiven Veränderungen in ihrem Leben war.

DAS RITUAL ZUM LEBEN ERWECKEN

Wenn Sie 30 Minuten für dieses Ritual erübrigen können, wäre das perfekt, aber falls es Ihnen nicht möglich ist, reichen auch schon zehn Minuten aus. Es wäre ideal, wenn Sie sich tagsüber einen Moment nehmen könnten, an dem Sie etwas Ruhe haben.

Wenn Sie an einem ruhigen Ort oder auf dem Land leben, kommen Sie wahrscheinlich häufig in den Genuss von Vogelgezwitscher und anderen Naturgeräuschen wie denen von Nutztieren und Pferden. Wenn dies der Fall ist, gehen Sie einfach nach draußen in den Garten oder auf eine nahe gelegene Grünfläche, setzen Sie sich irgendwo bequem hin und stellen Sie Ihren Timer auf 30 Minuten oder den Zeitraum, den Sie sich für dieses Ritual nehmen können. Schließen Sie dann einfach die Augen und lassen Sie sich auf die Natur ein. Wenn es Ihnen nicht möglich ist, nach draußen zu gehen, stellen Sie Ihren Timer und setzen sich stattdessen an ein offenes Fenster, um den Naturgeräuschen in Ihrer Umgebung zu lauschen.

Machen Sie sich keine Sorgen, wenn Sie in einer geschäftigeren Umgebung leben, in der Sie so gut wie keine Naturgeräusche hören können. Kostenlose Aufnahmen von Vogelgesang lassen sich leicht online finden. Geben Sie einfach »Naturgeräusche« ein und sehen Sie die Ergebnisse durch. Sie könnten mit kostenlosen Aufnahmen von Vogelgesang beginnen oder nach bestimmten Schlüsselwörtern suchen, falls Sie ein bestimmtes Geräusch wie einen plätschernden Bach, einen rauschenden Ozean oder raschelnde Blätter im Wind bevorzugen. Suchen Sie solange, bis Sie ein Naturgeräusch finden, das Ihnen gefällt. Lassen Sie sich von Ihrer Intuition leiten. Im Internet gibt es etwas für jeden Geschmack. Wenn Sie sich für einen Naturtrack entschieden haben, stellen Sie Ihren Timer auf den gewünschten Zeitraum, den Sie erübrigen können. Setzen oder legen Sie sich anschließend irgendwo hin, schließen Sie die Augen und hören Sie einfach zu.

Lassen Sie beim Zuhören Ihre Gedanken und Gefühle mit den Geräuschen verschmelzen, die Sie hören, egal, ob Sie sich draußen oder drinnen aufhalten. Wenn der Timer abgelaufen ist, öffnen Sie die Augen, strecken Sie sich und profitieren Sie im Geist und im Herzen von der beruhigenden Wirkung der Naturgeräusche, wenn Sie Ihren Alltag wieder aufnehmen.

HINDERNISSE

Die Natur hat ihre eigenen Zeiten, weshalb es nicht immer möglich ist, Vogelgesang oder andere Naturgeräusche genau dann zu hören, wenn es für Sie am günstigsten ist. Um Ihre Chancen zu verbessern, versuchen Sie so flexibel wie möglich zu sein – stellen Sie zum Beispiel Ihren Wecker, um früh aufzustehen und dem Morgengesang der Vögel zu lauschen.

Wenn es bei Ihnen zu Hause geschäftig und laut zugeht, ist es vielleicht nicht einfach, die für dieses Ritual benötigte Ruhe zu finden. Verwenden Sie in diesem Fall Kopfhörer, vorzugsweise solche, die Außengeräusche dämpfen. Sagen Sie den Menschen in Ihrem Haushalt, dass Sie sich beruhigende Entspannungsaufnahmen anhören werden, und bitten Sie darum, nicht gestört zu werden. Möglicherweise möchten Sie auch eine Augenmaske tragen, um weitere Ablenkungen zu vermeiden.

Falls Ihre Gedanken Sie daran hindern, vollkommen in das Gehörte einzutauchen, lassen Sie diese Gedanken einfach zu. Sie sollten sie weder wegschieben noch verurteilen. Nehmen Sie sie einfach zur Kenntnis und lassen Sie sie wie das Wasser in einem Bach, an dem Sie sitzen, vorbeifließen. Beobachten Sie die Strömung, aber springen Sie nicht hinein. Richten Sie dann Ihre Aufmerksamkeit wieder auf die Geräusche der Natur. Stellen Sie sich selbst in einer natürlichen Umgebung vor. Wenn auf der Aufnahme zum Beispiel das Geräusch eines Wasserfalls zu hören ist, stellen Sie sich vor, Sie würden neben dem Wasserfall stehen und zusehen, wie er einen Berg hinunterstürzt.

TUN SIE'S

Auch wenn Sie skeptisch sind und unter Zeitdruck stehen, geben Sie Ihre Zweifel auf und probieren Sie dieses Ritual aus. Sie werden überrascht sein, wie stärkend es sich sofort anfühlen wird, was jedoch keine große Überraschung ist, wenn man bedenkt, dass die Verbindung mit der Natur Ihr Geburtsrecht und fest in Ihrer DNA verankert ist.

NACH VORNE BLICKEN

Das Verlangen, sich mit der Natur zu verbinden, wird immer in jedem von uns sein, egal wie weit unser technologiebasiertes und auf Innenräume ausgerichtetes Leben von der Natur entfernt ist. Wenn Sie nicht viel Zeit haben, um die Natur zu genießen, kann es erstaunlich entspannend und heilend sein, sich regelmäßig ein paar Minuten zu nehmen, um in die Musik der Natur einzutauchen. Es wird Ihnen helfen, Momente des inneren Friedens zu finden, wenn die Welt Sie wieder einmal zu überwältigen droht.

Hoffentlich ermutigt Sie das Hören von Naturgeräuschen im Freien oder in der Behaglichkeit Ihrer Wohn- und Arbeitsräume auch langfristig dazu, mehr Gelegenheiten zu suchen, um die heilende Wirkung von Naturklängen zu genießen. Wenn sich Ihnen die Möglichkeit bietet, nach draußen an die frische Luft zu gehen und dem bezaubernden Vogelgesang in der Morgendämmerung oder bei Sonnenuntergang zu lauschen, lassen Sie sie nicht ungenutzt verstreichen. Eine faszinierendere und heilsamere Symphonie als die Musik der Natur gibt es nicht.

FÜRS PROTOKOLL

Verbindungsritual mit der Natur: Lauschen Sie mindestens zehn Minuten mit geschlossenen Augen den Klängen der Natur – draußen oder drinnen über eine Aufnahme.

Die Theorie: Die Forschung hat gezeigt, dass das regelmäßige Hören von Naturgeräuschen zu Entspannung beitragen und gleichzeitig die Stimmung und Produktivität steigern kann.

Die Übung: Wenn Sie Ihre Naturgeräusche gehört haben, notieren Sie in Ihrem Zurück-zur-Natur-Tagebuch, welche Geräusche es waren und welche Sie am meisten angesprochen haben. Beschreiben Sie dann, wie Sie sich fühlen. Vergleichen Sie, wie Sie sich vor dem Hören der Naturklänge gefühlt haben und wie es Ihnen danach geht.

RITUAL #11

STERNE BEOBACHTEN

Wann immer man das Leben als zu überwältigend empfindet oder aus der Bahn geworfen wird, kann nichts so sehr ein Gefühl des Friedens, der Ruhe und der Perspektive vermitteln wie ein Blick in die Sterne. Es ist eine erstaunlich einfache und natürliche Methode, sich mit der Natur zu verbinden und sich gesegnet zu fühlen, weil man ein Kind des Universums ist. Der Blick zu den Sternen verbindet Sie mit etwas, das größer ist als Sie selbst.

DIE WIRKUNG

Für viele ist Sternegucken eine Tätigkeit, die Experten ausüben, oder ein Zeitvertreib von enthusiastischen Hobbyastronomen, die bereitwillig stundenlang auf einem Dach oder einem Hügel ausharren und durch ihr Teleskop gucken. Sternenbeobachtung ist jedoch nicht nur für diejenigen geeignet, die top ausgebildet oder besonders bewandert auf dem Gebiet der Sterne sind, sondern für jedermann. Seit die Menschen auf der Erde wandeln, schauen sie zu den Sternen, um Führung zu erhalten, und heute ist Sternenbeobachtung eine bemerkenswert therapeutische Möglichkeit, sich mit der Natur zu verbinden.

Die Forschung hat gezeigt, dass wir durch regelmäßiges Sternegucken freundlicher werden. Warum ist das so? Der Blick zu den Sternen erfüllt uns mit Ehrfurcht und Staunen.[39, 40] Er erinnert uns daran, dass wir Teil von etwas sind, das größer ist als wir selbst. In Anbetracht des großen Ganzen gelangt man leichter zu dem Schluss, dass die eigenen Probleme und Stressfaktoren im Grunde unbedeutend sind. Das Gefühl, nicht mehr im Zentrum des Universums zu stehen, geht mit einem Gefühl der Demut und einer veränderten Perspektive einher, sodass man freundlicher zu sich selbst und zu anderen wird. Man erkennt an, dass die eigene Zeit auf Erden begrenzt ist und fühlt sich daher ermutigt, sein Eigeninteresse aufzugeben und durch den Wunsch zu ersetzen, einem höheren oder größeren Wohl zu dienen.

Der Blick zu den Sternen regt nicht nur zu mehr Mitgefühl sich selbst und anderen gegenüber an, sondern auch zu der Fähigkeit, sich zu entschleunigen und nachzudenken. Immer wieder hat die Forschung gezeigt, dass eine besinnliche Auszeit sehr heilsam für die Gesundheit und das ganzheitliche Wohlbefinden ist. Der Blick in die Sterne kann beruhigen und entspannen und ist im Gegensatz zu einem Spa-Besuch, einer Massage oder einer Ganzkörperanwendung vollkommen kostenlos. Zu guter Letzt ist Sternegucken ein Ritual, das die Intuition und Kreativität fördert. Wenn wir in die Sterne gucken, wird unser Bewusstsein ganz und gar in Anspruch genommen und abgelenkt, wodurch sich das Unterbewusstsein ausdrücken kann – ebenso wie die Vorstellungskraft, Kreativität und Intuition, die dort zu finden sind.

ERLEBNISBERICHT

Jenna, eine meiner Leserinnen, schickte mir letztes Jahr eine inspirierende Nachricht. Sie hatte eines meiner spirituellen Bücher gelesen, in dem es darum ging, wie wir Inspiration und Trost finden können, wenn wir durch schwierige Zeiten gehen oder um einen geliebten Menschen trauern. Sie wollte mir mitteilen, wie es ihr gelungen war, Hoffnung in der Dunkelheit zu finden.

Jenna schrieb, dass sie fünf Jahre zuvor ihren Partner bei einem Autounfall verloren hatte. Sie fühlte sich stumpf und das Leben schien keine Bedeutung mehr zu haben. Mit zwei kleinen Jungen, die sie allein aufziehen musste, ihrer Mutter, die an frühen Anzeichen von Demenz litt und auf ihre ständige Unterstützung und Pflege angewiesen war, und einem stressigen Job in einer Bank, den sie nicht gern ausführte, stand sie vor einem Abgrund der Verzweiflung. Aus Unsicherheit und Hoffnungslosigkeit stürzte sie sich in eine neue Beziehung und heiratete innerhalb von sechs Monaten wieder.

Ein Jahr später hatte ihr neuer Ehemann ihr Bankkonto geplündert und sie für eine Frau verlassen, die um Jahrzehnte jünger war. Daraufhin verfiel Jenna in eine ausgewachsene Depression. Sie ging zu ihrem Hausarzt, der sie an eine Therapeutin überwies.

Zu ihrer Überraschung sagte die Therapeutin sehr wenig und hörte einfach zu, während Jenna über den Schmerz, die Einsamkeit, die Dunkelheit und die Verzweiflung in ihrem Leben redete. Dabei fiel ihr hinter dem Schreibtisch der Therapeutin ein gerahmtes Poster mit der Aufschrift »Sterne leuchten am hellsten, wenn es dunkel ist« auf.

Als Jenna an diesem Abend den Müll hinausbrachte, bemerkte sie, wie hell die Sterne in dieser Nacht strahlten. Wahrscheinlich hatte das Poster etwas in ihr ausgelöst und sie blickte nach oben und sah in die Dunkelheit des Nachthimmels. Sie bemerkte, wie viele helle Lichter es dort gab. In diesem Moment erlebte sie eine bemerkenswerte Bewusstseinsveränderung. Sie war von Dunkelheit, Schmerz und Verwirrung umgeben, aber tief in ihrem Inneren wusste sie auch, dass es ein strahlendes Licht gab. Sie war allein, aber sie *fühlte* sich nicht allein. Sie machte eine schwere Zeit durch, aber sie wusste auch, dass sie es schaffen würde.

Anstatt immer weiter in der Dunkelheit zu versinken, erkannte Jenna von diesem Moment an, dass die Schwierigkeiten, mit denen sie konfrontiert war, sie auch an das Licht in ihr und den Segen in ihrem Leben erinnerten. Sie hatte ihre Söhne, ihre Gesundheit und die Kraft, ihr Leben so zu gestalten, wie sie es sich wünschte. Ihre Genesung und das Ende ihrer Verzweiflung traten nicht über Nacht ein, aber in den kommenden Tagen, Wochen und Monaten fand Jenna eine tiefe Kraft in sich. Heute hat sie ihren ersten Roman geschrieben und geht als Redakteurin eines Magazins für Gesundheit und Wohlbefinden ihrer Leidenschaft nach. Ihren Söhnen geht es gut und der Zustand ihrer Mutter hat sich verbessert. Sie glaubt, dass ihre Veränderung durch viele Faktoren herbeigeführt wurde, doch ist auch fest davon überzeugt, dass der Wendepunkt – das Aha-Erlebnis – jene sternenklare Nacht war.

DAS RITUAL ZUM LEBEN ERWECKEN

Nichts könnte einfacher sein. Treten Sie nach Sonnenuntergang und Einbruch der Dunkelheit hinaus. Ein Garten wäre ideal, aber falls Sie keinen haben, stellen Sie sich einfach irgendwo draußen hin. Wenn Sie Bedenken haben, hinauszugehen, suchen Sie sich stattdessen ein Fenster mit freier Sicht auf den Nachthimmel und öffnen Sie es nach Möglichkeit. Draußen suchen Sie sich am besten einen ruhigen Ort, an dem Sie das Ritual ohne allzu viel Lärm und Ablenkung oder helles Licht durchführen können, aber setzen Sie Ihre Sicherheit an erste Stelle und gehen Sie nachts nicht allein an abgelegene Orte. Nehmen Sie eine Taschenlampe oder Ihr Handy mit, damit Sie sich nicht in der Dunkelheit verlaufen, und verwenden Sie nach Möglichkeit eine Taschenlampe mit Rotfilter oder decken Sie Ihr Handy mit rotem Papier ab, da rotes Licht augenfreundlicher ist als weißes.

Wenn Sie einen sicheren Ort mit guter Sicht auf den Nachthimmel gefunden haben, achten Sie auf eine langsame und tiefe Atmung. Denken Sie in der Dunkelheit daran, dass Ihre Augen etwa 10 bis 15 Minuten brauchen, um sich daran zu gewöhnen. Heben Sie nach einer Weile den Kopf und schauen Sie nach oben zu den Sternen. Versuchen Sie nicht, Ihre Gedanken oder Ihren Blick auf etwas Bestimmtes zu richten. Wünschen Sie sich auch nichts beim Anblick der Sterne. Schauen Sie einfach hinauf und verschmelzen Sie mit ihnen. Verharren Sie so für mindestens fünf Minuten, und wenn Sie bereit sind, zur Erde zurückzukommen, können Sie den Kopf senken, die Augen schließen und laut gähnen. Schütteln Sie Ihre Hände und Füße und hauchen Sie einen Kuss zu den Sternen oder senden Sie ihnen einen Dankesgruß.

HINDERNISSE

Nicht jede Nacht ist eine sternenklare Nacht, weshalb Sie dieses Ritual möglicherweise aufschieben müssen, bis die Sterne klar zu sehen sind und den Himmel mit ihrem Zauber erhellen. Denken Sie daran, dass der Himmel bei kaltem, frischem Wetter ohne hohe Luftfeuchtigkeit am klarsten ist. Die beste Zeit, um Sterne zu beobachten, ist normalerweise bei Neumond oder bei zu- und abnehmendem Mond. Bei Vollmond ist es so hell, dass es schwierig sein kann, die Sterne zu sehen. Lassen Sie sich jedoch nicht davon abhalten, den Nachthimmel zu betrachten, denn die Beobachtung des Mondes kann ebenso schön sein – siehe Ritual 15: Mondbaden, Seite 173.

Für Städter ist die Sicht auf den Himmel unweigerlich von künstlichem Licht eingeschränkt. Aber je höher der Ort ist, von dem Sie in die Sterne gucken, desto besser wird die Sicht, weshalb sich die Dachterrasse eines hohen Gebäudes oder ein Dachgarten gut eignen.

Es kann auch hilfreich sein, in ein preiswertes Fernglas zu investieren, aber denken Sie daran, dass selbst ausgebildete, mit Teleskopen und anderen High-Tech-Geräten ausgestattete Astronomen empfehlen, ab und zu mit bloßem Auge in den Himmel zu schauen, wie es die Menschheit seit Jahrtausenden tut. Wenn Sie in einer Großstadt leben, kann es schwierig sein, mehr als ein paar Sterne zu sehen, selbst von der Dachterrasse eines Wolkenkratzers in einer klaren Nacht. Falls es Ihnen nicht möglich ist, den Nachthimmel gut zu sehen, können Sie dieses Ritual durchführen, indem Sie sich Videos vom Nachthimmel oder einfach ein schönes Foto von einer sternenklaren Nacht ansehen.

TUN SIE'S

Jeden Abend kommen die Sterne zum Vorschein. In manchen Nächten leuchten sie zwar heller und sind leichter zu sehen als in anderen, aber unabhängig davon, wie gut die Sterne und der Mond zu sehen sind, ist der Blick in den Nachthimmel eine schöne und stärkende Methode, den Geist zu beruhigen, die Kreativität zu entfachen und die Seele baumeln zu lassen. Sie haben nichts zu verlieren und alles zu gewinnen, wenn Sie dieser uralten, magischen Praxis nachgehen.

NACH VORNE BLICKEN

Dieses Ritual können Sie jede Nacht wiederholen, und je öfter Sie es tun, desto lohnender wird es. Beim Anblick der Sterne werden Sie vielleicht feststellen, dass Sie mehr über sie erfahren möchten, und beginnen, online zu recherchieren oder Astronomen auf Social Media zu folgen. Mit der Zeit werden Sie interessante Fakten wie die folgenden erfahren: Wenn das Licht am Himmel funkelt, handelt es sich höchstwahrscheinlich um einen Stern, doch wenn es still ist und heller scheint als die Lichter in der Nähe, ist es wahrscheinlich ein Planet. Es kann befriedigend und bereichernd sein, solche einfachen Fakten über Sterne und Planeten zu wissen.

Sie können Ihre Forschung noch einen Schritt weiterführen und benutzerfreundliche Astronomie-Apps herunterladen: Google Sky Maps ist im Grunde genommen Google Maps für den Weltraum, Starwalk und Stellarium sind aufregende Apps, die Ihnen anhand Ihres Standorts Informationen über den Himmel liefern. Falls Sie richtig Feuer gefangen haben, können Sie sich Online-Gruppen für Sternenbeobachtung anschließen oder in Ihrer Nachbarschaft einen astronomischen Verein suchen.

Wenn Sie mehr über den Nachthimmel erfahren möchten, können Sie auf Bücher, Websites, Videos und Apps zurückgreifen, bevor Sie sich ein Teleskop zulegen. Obwohl Teleskope eine unglaubliche Sicht auf den Nachthimmel bieten, sind sie oft kompliziert in der Bedienung und teuer. Wenn Sie aus dem Sternenbeobachten kein ernsthaftes Hobby machen wollen, reicht ein einfaches Fernglas aus, doch es ist nicht unbedingt notwendig, da Sie im Grunde nur Ihre Augen brauchen.

FÜRS PROTOKOLL

Verbindungsritual mit der Natur: Gehen Sie nach Sonnenuntergang und bei Einbruch der Nacht nach draußen und suchen sich einen Ort, an dem Sie mindestens fünf Minuten lang die Sterne oder den Nachthimmel betrachten können.

Die Theorie: Sich mit dem Nachthimmel vertraut zu machen und über den eigenen Platz im Universum nachzudenken, verbindet Sie mit der Schönheit der Natur und erinnert Sie daran, dass Sie Teil von etwas Größerem sind.

Die Übung: Sie können überall die Sterne betrachten, aber je dunkler und weiter der Ort von städtischen Lichtern entfernt ist, desto besser. Gut geeignet sind auch ein Garten oder eine bewaldete Fläche, aber im Grunde bietet sich jeder dunkle Ort an. Nachdem Sie dieses Ritual durchgeführt haben, notieren Sie Datum und Uhrzeit in Ihrem Zurück-zur-Natur-Tagebuch. Schreiben Sie auf, was Ihnen am Himmel aufgefallen ist und welche Einsichten, Gedanken oder Gefühle die Sternenlandschaft in Ihnen ausgelöst hat.

MIT DEN SINNEN ERLEBEN

Die physische Welt erleben wir mit einer Kombination all unserer Sinne. Wir alle kennen die grundlegenden fünf Sinne – den Tast-, Geschmacks-, Seh-, Geruchs- und Gehörsinn –, aber viele Wissenschaftler gehen heutzutage davon aus, dass der Mensch womöglich bis zu 33 verschiedene Sinne hat.[41]

Die Tierwelt verlässt sich auf den Überlebensinstinkt und benutzt verschiedene Sinne, die der Mensch nicht besitzt beziehungsweise verlernt hat. Zum Beispiel nutzen Haie bei der Beutejagd die elektrische Orientierung, also die Fähigkeit, elektrische Felder zu spüren. Fledermäuse nutzen zur Navigation den Magnetsinn, mit dem sie das Magnetfeld der Erde wahrnehmen. Diese Fähigkeiten sind für die Tiere überlebenswichtig und wurden über Hunderttausende von Jahren entwickelt.

Die weniger bekannten Sinne des Menschen arbeiten im Hintergrund für uns, auch wenn sie uns durch die Entwicklung der modernen Welt weniger bewusst sind. Relativ moderne Konzepte wie verarbeitete Lebensmittel, motorisierter Verkehr und Pharmazeutika haben dazu beigetragen, dass unser Überleben weniger von der Natur und unseren individuellen Sinnen abhängig ist.

Mit Blick auf die Zukunft dürfte sich dieser Trend fortsetzen, da Technologien wie virtuelle Realität, künstliche Intelligenz und maschinelles Lernen immer mehr Verbreitung in der Gesellschaft finden. Einige dieser Innovationen zielen sogar darauf ab, die Sinne zu »digitalisieren«. So ergab beispielsweise eine kürzlich von der University of Ottawa durchgeführte Studie, dass das Hinzufügen eines künstlichen Geruchs in eine Virtual-Reality-Umgebung das Gefühl, präsent zu sein, deutlich erhöht.[42]

Gerade weil sich unsere Erfahrung der vom Menschen geschaffenen Welt momentan stark verändert, ist unsere Interaktion mit der natürlichen Umgebung so wichtig wie eh und je. Eine intensivere bewusste Wahrnehmung all unserer Sinne ist der Schlüssel zur Verstärkung dieser symbiotischen Beziehung. Bei diesem Ritual können Sie lernen, wie Sie die weniger bekannten Sinne wiederentdecken, in den Vordergrund rücken und dazu nutzen, Ihre Wahrnehmung der Natur in eine sehr achtsame Erfahrung zu verwandeln.

DIE WIRKUNG

Die Vorteile der Achtsamkeit für das körperliche und geistige Wohlbefinden sind allgemein bekannt und viele Menschen üben sich in ihrem Alltag in Achtsamkeit, indem sie den Geschmack von Lebensmitteln und alles, was sie sehen, bewusster wahrnehmen.[43]

Der Einsatz unserer Sinne ist der Schlüssel zur Achtsamkeit, aber heute geht man davon aus, dass viele bei Achtsamkeitsübungen nur auf die fünf grundlegenden Sinne achten – Sehen, Hören, Tasten, Riechen und Schmecken. Gegenwärtig geht man davon aus, dass diese fünf Sinne potenziell nur 15 Prozent unserer gesamten Sinneskapazität ausmachen. Stellen Sie sich nur vor, wie erstaunlich die Achtsamkeitserfahrung sein könnte, wenn wir in der Lage wären, weitere Sinne aktiv einzusetzen.

Die folgenden vier zusätzlichen Sinne könnten dazu beitragen, unsere Achtsamkeitserfahrung in der Natur erheblich zu verbessern:

- **Equilibriozeption:** der Gleichgewichtssinn. Durch diesen Sinn können wir Gefahren von uns abwenden und potenziell gefährliche Situationen umgehen. Mit diesem Sinn können wir uns durch unsere natürliche Umgebung bewegen und Veränderungen wahrnehmen – zum Beispiel, wenn sich das Gelände von Gras zu Beton verändert.

- **Propriozeption:** die Körperempfindung. Dieser Sinn bezieht sich auf das Wissen, wo sich verschiedene Teile des Körpers befinden, ohne sie ansehen zu müssen. Stellen Sie sich eine Welt vor, in der wir ständig auf unsere Füße schauen müssten, um zu gehen – ein Achtsamkeitsspaziergang im Wald wäre dann sehr schwierig!

- **Thermozeption:** der Temperatursinn. Dieser Sinn sagt uns, ob uns entweder zu heiß oder zu kalt ist. Extreme

Temperaturen kann der physische Körper nur schwer aushalten. Mit diesem Sinn können wir sicherstellen, dass wir uns in unserer natürlichen Umgebung wohlfühlen und gut funktionieren.

- **Chronozeption:** das Zeitgefühl. Hier geht es darum, wie wir den Lauf der Zeit wahrnehmen. Wenn wir uns dieses Sinnes bewusster werden, können wir die Art und Weise, wie die Zeit für uns als Individuen vergeht, besser kontrollieren. Eine kürzlich von der Universität Stanford durchgeführte Studie hat gezeigt, dass die Zeit für uns langsamer vergeht, wenn wir inspirierende Bilder wie schöne Wälder, Wasserfälle oder bunte Blumen und Pflanzen sehen.

In unserem Alltag nutzen wir diese Sinne, betrachten sie aber wahrscheinlich nicht als solche. Wenn wir sie im Einklang mit der Natur nutzen, können wir sehr gut Ängste abbauen und dem Gehirn erlauben, Situationen aus neuer Perspektive zu betrachten.

ERLEBNISBERICHT

Seit vielen Jahren führe ich ein persönliches Ritual durch, bei dem ich in einem nahe gelegenen Wald spazieren gehe. Ich gehe dorthin, wenn ich Inspiration, einen Kreativitätsschub oder einfach etwas Zeit für mich brauche.

Beim Schreiben dieses Kapitels stieß ich auf eine Blockade, weil ich nicht wusste, wie ich manche Konzepte, die ich in diesem Ritual vorstellen wollte, formulieren sollte.

Ich wusste, dass ich dabei gern alle meine Sinne aktivieren wollte – insbesondere die vier, die ich erforscht hatte (siehe oben). Ich klappte meinen Laptop zu und beschloss, dass ich eine Pause brauchte, und begab mich in den Wald.

Es war ein heißer Tag, an dem alles schön im Sonnenlicht glitzerte. Als ich die kurze Steigung zum Ausgangspunkt des Waldweges hinaufging, fiel mir auf, wie ich just in diesem Moment meinen Gleichgewichtssinn benutzte, ohne mir dessen überhaupt bewusst zu sein. Aber damit nicht genug: Da ich spürte, dass es ein heißer Tag war, stand der Temperatursinn meines Körpers quasi auf Autopilot. Ich setzte meinen Spaziergang fort, um eine Wiese in der Mitte des Waldes zu erreichen.

Als ich um die Ecke bog, um mich der Wiese zu nähern, stockte mir der Atem beim Anblick von schönen, leuchtend gelben Blumen. Ich hatte sie nie zuvor gesehen. Die Sonnenstrahlen schienen auf sie herab und ich war von der natürlichen Ruhe der Wiese umgeben und tief berührt von der Schönheit des Ganzen. Ich stand da, die Augen geschlossen, und nahm alles in mich auf. Der wunderbare Duft der Blumen und das tiefe Gefühl der Stille beruhigten meinen Geist vollkommen.

Ich spürte, wie sich mein Körper leicht in der Brise wiegte, und stellte mir vor, dass ich eine der gelben Blumen auf der Wiese wäre. Ich weiß nicht, wie lange ich dort stand, aber es kam mir lange vor. Später dachte ich darüber nach, dass mein Zeitgefühl offensichtlich durch meine Umwelt beeinflusst worden war. Erfüllt von einer neuen Entschlossenheit, kehrte ich nach Hause zurück. Es war, als hätte mein Körper instinktiv gewusst, was ich in diesem Moment brauchte.

DAS RITUAL ZUM LEBEN ERWECKEN

Dieses Ritual sollte im Freien durchgeführt werden, um so viele Sinne wie möglich zu stimulieren, auch wenn es überall durchgeführt werden kann.

Stellen Sie die Füße zusammen und werden Sie sich des Bodens unter Ihnen bewusst. Lenken Sie Ihr Bewusstsein von den Füßen nach oben zum Scheitelpunkt Ihres Kopfes. Fühlen Sie sich entspannt? Wenn sich irgendein Körperteil angespannt anfühlt, konzentrieren Sie sich auf diesen Bereich und spannen Sie die Muskeln an, bevor Sie sie bewusst entspannen. Atmen Sie. Was können Sie hören? Konzentrieren Sie sich auf die Geräusche in Ihrer Umgebung. Was können Sie sehen? Schauen Sie geradeaus und nehmen Sie, ohne die Augen nach oben oder unten zu bewegen, einfach wahr, was über und unter Ihnen und zu Ihrer Linken und Rechten ist. Sie sollten weder Ihren Kopf noch Ihre Augen bewegen, aber Sie können blinzeln. Entspannen Sie sich und nehmen Sie alles in sich auf. Was können Sie riechen? Atmen Sie sanft die Düfte um Sie herum ein. Was können Sie schmecken? Beginnen Sie mit dem Geschmack in Ihrem Mund und stellen Sie sich dann vor, ein saftiges Stück Obst zu essen. Werden Sie sich der Temperatur Ihrer Umgebung bewusst.

Verlagern Sie langsam Ihr Gewicht auf den linken Fuß und stellen Sie sich vor, wie Wurzeln tief in die Erde wachsen. Atmen Sie ein und heben Sie beim Ausatmen den rechten Fuß leicht vom Boden. Strecken Sie die Arme parallel zueinander gerade nach oben zum Himmel, sodass sich die Handflächen berühren. Vergessen Sie nicht, zu atmen. Halten Sie diese Stellung so lange wie möglich, bevor Sie Ihre Arme und Ihren Fuß langsam sinken lassen. Wiederholen Sie die Übung mit dem rechten Fuß. Wenn Sie ins Wanken geraten, ist das nicht schlimm. Nutzen Sie Ihr Bewusstsein und Ihre Atmung, um in die Pose zurückzukehren.

Sie werden feststellen, dass sich durch die Konzentration auf Ihre Sinne Ihre Wahrnehmung von Ihrer Umgebung verändern wird und Sie zu einer klareren Vorstellung von Ihrem Platz in der Welt gelangen werden. Das Verständnis der eigenen Beziehung mit der Natur führt zu innerem Frieden, was sich auf Ihr Verhalten auswirken und Ihren Umgang mit anderen verändern wird.

HINDERNISSE

Wenn Sie sich bei der Übung überfordert fühlen, versuchen Sie, sich immer nur auf einen Sinn zu konzentrieren, bis Sie das Gefühl haben, Ihre Sinne miteinander kombinieren zu können. Manchen fällt es schwer, etwas zu visualisieren. Falls das auf Sie zutrifft, können Sie inspirierende Bilder ausdrucken und Sie vor der Übung betrachten. Un-

erwünschte Geräusche müssen Sie nicht unbedingt aus-
blenden. Dies ist eine Achtsamkeitsübung.

Es gehört zum Prozess dazu, sich aller Dinge bewusst
zu werden, auch der unangenehmen. Falls es Ihnen schwer
fällt, für die Pose das Gleichgewicht auf einem Bein zu halten, beginnen Sie damit, eine Ferse anzuheben, während Sie
Ihr Gewicht auf den anderen Fuß verlagern und dabei beide
Knie entspannt halten. Legen Sie Ihre Hand sanft an eine
Wand oder auf einen Stuhl, bis Sie besser das Gleichgewicht
halten können.

TUN SIE'S

Je mehr Sie sich in Achtsamkeit üben, Ihr Bewusstsein für
Ihre Umgebung schärfen und Ihre Sinne einsetzen, desto
tiefer wird das Gefühl der Einheit mit sich selbst und Ihrer
Umgebung sein.

NACH VORNE BLICKEN

Nehmen Sie Ihre auf die Sinne ausgerichtete Achtsamkeit
überall mit hin und greifen Sie ganz selbstverständlich in
Alltagssituationen darauf zurück. Versuchen Sie, sich Ihrer
Umgebung immer bewusst zu sein. Stimmen Sie sich täglich auf Ihren Körper ein – fragen Sie ihn, wie es ihm geht.
Vor vielen Jahren wurde ich in den kinesiologischen »Body-
Sway-Test« eingeführt, bei dem der Körper als Pendel fun-
giert. Es gibt viele Videos, zum Beispiel von Donna Eden
und Prune Harris auf YouTube, von denen Sie diese Tech-

nik lernen können. Schreiben Sie auf, wie viele Sinne Sie im Laufe des Tages wahrgenommen haben.

FÜRS PROTOKOLL

Verbindungritual mit der Natur: Diese Achtsamkeitsübung will Sie dazu ermutigen, über andere Sinne als die grundlegenden fünf nachzudenken, um Achtsamkeit noch intensiver zu erleben.

Die Theorie: Achtsamkeit verbessert die Konzentration, bekämpft Ängste und fördert das allgemeine Wohlbefinden. Wenn wir uns unserer Sinne bewusster werden, wird unser Erleben deutlich verbessert.

Die Übung: Diese Sinne benutzen Sie bereits. Mit dieser Übung soll Ihr Bewusstsein für sie gesteigert werden. Nehmen Sie sich Zeit, um ernsthaft darüber nachzudenken, wie Ihr Körper auf Ihre natürliche Umgebung reagiert, und halten Sie in Ihrem Zurück-zur-Natur-Tagebuch fest, was Sie wahrnehmen.

RITUAL #13

FOTOS SCHIESSEN

Wussten Sie, dass der blaue Himmel aus wissenschaftlicher Sicht eigentlich violett ist? Und wie verhält es sich mit der schönen gelb-orangenen Sonne am Himmel? In Wirklichkeit ist sie nicht rötlich sondern weiß! Unser Gehirn verarbeitet Farbinformationen durch das Prisma unserer Augen, deren Farbwahrnehmung nur eine Annäherung der Realität darstellt.

Darüber lohnt es sich nachzudenken, wenn wir in der Natur spazieren gehen und uns die Bäume, Pflanzen und anderen Wundern der Natur ansehen. Wir sind zwar nicht in der Lage, die Dinge genauso zu sehen, wie sie sind, aber dank moderner Technologien können wir die Schönheit um uns herum im Detail betrachten.

Fast jeder von uns hat heutzutage Zugang zu einer Digitalkamera. Schätzungen zufolge besitzen mehr als fünf Milliarden Menschen eine Handykamera – weit mehr als die Hälfte der Weltbevölkerung.[44] Man muss nur auf Social-Media-Websites klicken, um Fotos von Mahlzeiten, einer Party-Nacht in der Stadt oder einem schmollenden Gesicht zu sehen. Wie oft haben Sie schon gedankenverloren durch

Hunderte von Bildern gescrollt, die alle gleich aussahen, ohne auf die Details zu achten?

Dieses Ritual hilft uns, unsere Umgebung bewusster wahrzunehmen, indem wir mithilfe von Technologie das Gesehene hervorheben und die Schönheit der Natur achtsam erkunden.

DIE WIRKUNG

Fotografie verbessert nicht nur unser visuelles Erleben, sondern kann, mit Bedacht eingesetzt, mit überaus positiven kognitiven Effekten einhergehen. Forschungen haben gezeigt, dass achtsames Fotografieren (d. h. die Konzentration auf Teile bestimmter Objekte) unmittelbar die Gedächtnisleistung verbessert.[45]

Wenn man die Welt durch die Kameralinse in allen Einzelheiten sieht, verändert sich die Perspektive auf scheinbar banale Gegenstände, sodass diese faszinierend und außergewöhnlich erscheinen. Auf diese Weise können Sie eine starke Verbindung zur Natur herstellen, Motivation und Kreativität fördern und Ihre Konzentrationsfähigkeit stärken.

Die Idee, Fotografie, Achtsamkeit und Natur zu verbinden, ist kein neues Konzept, und es gibt viele Organisationen, die entsprechende Retreats und Aktivitäten anbieten. Das Schöne an dieser Übung besteht darin, dass keine formalen Qualifikationen oder Kenntnisse in Fotografie nötig sind – Sie brauchen nur eine Kamera, um loszulegen.

In vielerlei Hinsicht ist die Kunst des Fotografierens von Natur aus achtsam, da man die Aufnahmen auswählt und sorgfältig über Rahmen, Licht, Schatten und Wirkung nachdenkt. Wenn man diesen Prozess mit Achtsamkeit ausführt, gibt es in Bezug auf die Aufnahme kein Richtig oder Falsch mehr. Vielmehr akzeptiert man das Bild als das, was es ist. Wenn Sie sich von den Vorurteilen freimachen, wie ein gutes Foto zu sein hat, nehmen Sie die Last der Verantwortung von Ihren Schultern und können eine ruhige Neugier entwickeln.

In diesem beruhigenden Prozess beginnen die Vorteile für die psychische Gesundheit zu wirken, sodass Ängste abgebaut werden und Gedanken schweifen können.

ERLEBNISBERICHT

Ich habe mit Krysia Newman, der intuitiven ganzheitlichen Therapeutin, die ein Ritual zu diesem Buch beigesteuert hat, ein faszinierendes Gespräch über Achtsamkeit und Fotografie geführt und sie erzählte mir von ihrem Waldspaziergang mit James, dem siebenjährigen Sohn ihrer Freundin, der ADHS (Aufmerksamkeitsdefizitsyndrom) hat.

Sie sagte, dass James in den ersten fünf Minuten lebhaft plauderte und Krysia ihn dann sanft fragte, ob er den baufälligen Traktor hinter den Bäumen bemerkt hätte. Sie war nicht überrascht, als er »Nein!« rief. Also kehrten sie um und folgten ihren Spuren, bis sie die Lücke in der Hecke und den Bäumen erreichten, wo der Traktor zu sehen war. Krysia holte ihr Telefon heraus und fragte James, ob er ein Foto vom Traktor schießen wolle, was er sehr enthusiastisch mit »Ja!« beantwortete. James versuchte, sich darauf zu konzentrieren, aber während er über ein Blatt strich, bemerkte er eine kleine Raupe, die sofort seine Aufmerksamkeit erregte, und fotografierte stattdessen schnell das Insekt. Seine Begeisterung war ansteckend.

Leise setzten sie ihren Spaziergang fort und James wurde ruhiger und konzentrierter und nahm all die Schätze wahr, die die Natur für ihn bereithielt. Er quietschte vor Freude, als er winzige Schneckenhäuser, weiße Federn und Blumen fotografierte – besonders gefiel es ihm, einzelne Blütenblätter heranzuzoomen und Insekten beim Fressen zu fotografieren.

Statt des erwarteten schnellen Rundgangs durch den Wald waren Krysia und James fast zwei Stunden unterwegs. Keiner von beiden hatte auf die Zeit geachtet, die wie im Flug vergangen war. James war während des Spaziergangs durch die Natur überaus achtsam gewesen, indem er Fotos aufgenommen und anschließend jedes Bild mit neuem Enthusiasmus angesehen hatte, wobei er stets etwas anderes entdeckte.

James' Mutter erzählte, dass er nach dem Spaziergang mit Krysia unbedingt ein eigenes Mobiltelefon haben wollte. Jetzt geht er im Garten umher, fotografiert alles und bittet seine Mutter, mit ihm spazieren zu gehen. Sie hat eine große Veränderung und eine deutliche Verbesserung seiner Konzentrationsfähigkeit festgestellt. Beim Fotografieren findet er die kleinsten Details. Besonders interessiert ihn das Fotografieren von Schmetterlingen und er kennt mittlerweile jede Art beim Namen, obwohl er sich vorher nicht dafür interessiert hat.

Diese Geschichte ist einfach zu schön und sie zeigt, wie viel Freude, Ruhe und Fokus mit der Naturfotografie verbunden ist.

DAS RITUAL ZUM LEBEN ERWECKEN

Finden Sie zu Beginn einen Ort im Freien, an dem Sie sich wohlfühlen – vielleicht Ihren Garten, einen Park oder einen schönen Ort in Ihrer Nähe. Sie sind dort, um achtsame Bilder aufzunehmen, aber suchen Sie nicht nach Perfektion, sondern folgen Sie einfach Ihrer Intuition.

Wenn Sie den richtigen Platz gefunden haben, halten Sie einen Moment inne. Atmen Sie mehrmals tief ein, während Sie sich umschauen. Was immer Ihnen auffällt, nehmen Sie sich einen Moment Zeit, um es genau zu studieren. Betrachten Sie die Details, Linien, Farben, Texturen, Umrisse und Formen. Merken Sie sich alles, was Ihnen ins Auge springt.

Benutzen Sie nun Ihre Handykamera, um mehrere Fotos des Gegenstandes aus verschiedenen Winkeln aufzunehmen. Versuchen Sie, so nah wie möglich heranzukommen, ohne die Aufnahme zu verwackeln. Akzeptieren Sie die Aufnahme so, wie sie ist. Wenn Insekten auf dem Gegenstand sind, die Sie stören, entfernen Sie sie nicht. Lassen Sie das

Bild einfach so, wie es ist. Achten Sie darauf, wie Sie sich in dem Moment fühlen, in dem Sie das Bild aufnehmen.

Fotografieren Sie achtsam weiter, so lange Sie wollen. Sie können sich die Aufnahmen entweder unmittelbar danach oder zu Hause noch einmal ansehen. Wenn Sie Ihre Bilder betrachten, zoomen Sie sie heran und betrachten Sie die definierten Linien und Muster. Inwiefern unterscheiden sie sich von Ihren ersten Beobachtungen des Gegenstands mit bloßem Auge?

HINDERNISSE

Wenn Sie kein Smartphone mit einer Kamera besitzen, können Sie eine Digital- oder eine Filmkamera verwenden. Falls Sie keines dieser Geräte besitzen, können Sie sich vielleicht eine günstige Einwegkamera besorgen. Auch wenn der Film und die Einwegkamera entwickelt werden müssen, werden dennoch großartige Bilder dabei herauskommen. In diesem Fall wäre es sinnvoll, wenn Sie Ihre visuellen Beobachtungen aufschreiben. Dann können Sie sich besser an sie erinnern und mit ihren Eindrücken vergleichen, wenn die Fotos ankommen.

Eine weitere Möglichkeit besteht darin, Ihren Gegenstand zu skizzieren. Dabei wird der Blick automatisch auf bestimmte Details gelenkt (obwohl das Skizzieren der Natur wahrscheinlich ein Ritual an sich ist!). Wenn alles andere scheitert, können Sie in Erwägung ziehen, sich von einem Freund oder Familienmitglied eine Handykamera auszuleihen – vielleicht könnten Sie dieses Ritual sogar gemeinsam durchführen.

Lassen Sie sich nicht von vermeintlich schlechtem Wetter abschrecken – einige der besten Fotos entstehen, wenn Natur mit Natur interagiert. Bei Regen werden Sie auf ihrem Bild vielleicht genau im richtigen Moment einen Regentropfen einfangen. Vielleicht hebt der Regentropfen winzige Details hervor. Bei bestimmten Wetterbedingungen sieht die Natur sogar noch schöner aus, zum Beispiel könnten Sie an einem taufrischen Morgen die komplizierte Struktur eines Spinnennetzes einfangen.

Wenn Sie keinen Garten und keinen unmittelbaren Zugang zur Außenwelt haben, überlegen Sie sich, eine Zimmerpflanze zu fotografieren. Vergessen Sie auch nicht die Schönheit, die dem Wasser innewohnt. Sie könnten zum Beispiel versuchen, den Moment festzuhalten, in dem ein Wassertropfen lautlos aus dem Wasserhahn ins Waschbecken fällt. Die Natur ist überall!

TUN SIE'S

Dieses Ritual ist so einfach, dass Sie es überall durchführen können. Nehmen Sie einfach Ihre Handykamera und legen Sie los. Wir benutzen unsere Telefone die ganze Zeit und die meisten haben ein Talent dafür, Bilder aufzunehmen. Warum sollten Sie diese Fähigkeit nicht nutzen und gleichzeitig Ihr Gedächtnis, Ihre Konzentration und Ihre geistige Gesundheit verbessern?

NACH VORNE BLICKEN

Bei diesem Ritual geht es darum, dankbar zu sein, die Welt um sich herum wahrzunehmen und sie durch eine andere »Linse« zu sehen. Sie werden feststellen, dass dieses Ritual ein bisschen süchtig macht und Sie schon bald Bilder aufnehmen werden, nur um sie in hoher Auflösung zu betrachten.

Wenn Sie das Ritual abgeschlossen haben, werden Sie bemerken, dass es weit über die Tätigkeit des Fotografierens hinausgeht. Hier geht es im Grunde darum, die Welt aus einer anderen Perspektive zu sehen und über das zuerst gefällte Urteil hinauszugehen. Wir leben in einer komplexen, sich ständig verändernden Welt und dieses Ritual trainiert Ihren Geist, sich dieser Komplexität bewusst zu werden und sie leichter zu akzeptieren.

Wenn Sie Ihren Verstand auf diese Weise ausbilden, werden Sie deutliche Unterschiede im Umgang mit Veränderungen und den damit verbundenen Ängsten feststellen, ebenso wie Verbesserungen Ihrer Konzentration und Gedächtnisleistung.

FÜRS PROTOKOLL

Verbindungsritual mit der Natur: Finden Sie einen Ort in der Natur, an dem Sie eine visuelle Momentaufnahme von der Schönheit der Natur erstellen können und benutzen Sie dann Ihre Kamera, um diese Welt noch detaillierter aufzunehmen und zu betrachten.

Die Theorie: Durch Detailbilder von unserer Umgebung lüftet sich der Vorhang der Natur, sodass wir unsere sich ständig verändernde Umwelt besser wahrnehmen und uns bewusst darüber werden, dass die Welt mehr ist, als wir mit bloßem Auge sehen können.

Die Übung: Machen Sie sich die bereits achtsame Kunst der Fotografie zunutze und erweitern Sie Ihren Horizont. Vergessen Sie die Regeln der »guten und schlechten« Fotografie und betrachten Sie die Bilder, wie sie sind. Benutzen Sie die Kamera, um Details zu beobachten, die über das vom menschlichen Auge Wahrnehmbare hinausgehen. Legen Sie ein Sammelalbum mit Fotos an, die Sie besonders inspirieren, kleben sie in Ihr Zurück-zur-Natur-Tagebuch oder teilen sie mit mir oder auf Social Media.

RITUAL #14

WURZELN SCHLAGEN

VON KRYSIA NEWMAN

Lassen Sie mich damit beginnen, ehrlich zu sein und mich zu outen: Ich umarme Bäume! Und ich bitte die Bäume zuerst um Erlaubnis, denn manche wollen nicht umarmt werden. Ich habe auch immer geglaubt, dass Bäume sprechen können. Mein Herz quoll förmlich über vor Freude, als ich die empfehlenswerte BBC-Dokumentation *Meine Leidenschaft für Bäume* von Dame Judy Dench sah, die zeigte, dass Bäume tatsächlich miteinander »reden«. Sie kommunizieren mithilfe eines unterirdischen Pilzsystems, das um und in ihren Wurzeln wächst, sodass sie heimlich miteinander sprechen, sich austauschen und gegenseitig warnen können. Dieses Internet der Pilze mit dem Spitznamen »Wood Wide Web« kann sogar von anderen Arten gehackt werden. Zum Beispiel kann sich die Korallenwurzel-Orchidee in das Netzwerk hacken und Nährstoffe stehlen.[46]

Es stimmt mich sehr traurig, wenn ich an die weltweite Zerstörung der Regenwälder durch Holzfirmen denke.

Wenn man ihnen erlaubt, so weiterzumachen, wird der Erde buchstäblich die Luft zum Atmen genommen. Die Statistiken belegen, dass die Welt zwischen 1990 und 2016 über 1 300 000 km² Wald verloren hat.[47] Intuitive Menschen empfinden diesen Schmerz deshalb so tief, weil wir im Grunde wissen, dass wir alle miteinander verbunden sind – Bäume, Pflanzen und alle Lebewesen.

Sobald man anfängt, die Welt auf diese Weise zu betrachten, beginnt sich vieles zu verändern.

Dieses Ritual bringt die Natur zu Ihnen, wo auch immer Sie sind. Obwohl es am besten draußen durchgeführt wird, können Sie es auch ausüben, wenn Sie ans Haus gefesselt sind oder im Krankenhaus liegen. Es wird Ihnen helfen, die Kraft der Natur in Ihrem Inneren zu spüren und Zugang zu Ihrer inneren Ruhe und Freude zu finden.

DIE WIRKUNG

Durch meine Arbeit als intuitive ganzheitliche Therapeutin glaube ich fest daran, dass wir alle »eins« sind. Wir haben die Fähigkeit, uns auf unsere Umgebung »einzustimmen« und uns mit der Natur und jedem Lebewesen zu verbinden. Wenn wir uns verbunden mit unserer Umgebung fühlen, empfinden wir Freude. Meine Kinder hören mich oft sagen: »Schaut euch den Himmel an, er ist so schön!« Ich kann die Farben und die Energien, die durch mich durchfließen, buchstäblich fühlen.

Durch meine Verbindung mit der Natur spüre ich instinktiv, dass das Leben in unserer Welt nicht einfach zufällig entstanden ist, sondern dass wir die Welt, in der wir leben, durch unser Bewusstsein erschaffen, indem wir mit der Energie des Universums interagieren. Aus einer Heilungsperspektive ist dieser Gedanke unglaublich kraftvoll, weil man zum Zentrum von allem um sich herum wird. Das Universum geschieht nicht einfach um Sie herum – *Sie* lassen es geschehen.

Wissenschaftler sind sich der Beziehung zwischen Bewusstsein und Natur inzwischen stärker bewusst als je zuvor. Zum Beispiel hat sich herausgestellt, dass die japanische Praxis des Waldbadens (siehe Ritual 20, Seite 217), bei der man einfach achtsam zwischen Bäumen spazieren geht, den Blutdruck senkt, die Stresshormonproduktion verringert, das Immunsystem stärkt und das Wohlbefinden verbessert.[48]

Wenn Sie dieses Ritual über mehrere Minuten durchführen, werden Sie lernen, sich mit der Natur zu verbinden und sie zu sich zu holen, wann immer Sie das Gefühl haben, innere Ruhe zu brauchen.

ERLEBNISBERICHT

Ich habe das unglaubliche Glück, dass ich nur fünf Gehminuten von einem wunderschönen Waldgebiet entfernt wohne. Es wurde mit großer Sorgfalt angelegt und ich bin denjenigen dankbar, die jeden einzelnen Baum gepflanzt haben, denn es ist mein Lieblingsplatz, zu dem ich gehe, wenn ich traurig oder dankbar bin, Zeit für mich allein brauche oder einfach nur einen Baum umarmen möchte.

Eines Tages erhielt ich einen verstörenden Anruf, der mich bis ins Mark erschütterte. Mit der Zeit habe ich gelernt, nicht auf die Wutausbrüche anderer Menschen zu reagieren (das hat etwas Übung gebraucht), aber an diesem Tag fühlte ich mich nicht in meiner Kraft und nach diesem Anruf war ich wütend. Mein erster Gedanke war, in den Wald zu gehen, der ein ganz besonderer, beruhigender Ort für mich ist. Leider hatte mein Mann Bandprobe und ich musste das Abendessen für die Kinder vorbereiten, bevor ich zu meinem Kickboxkurs gehen konnte.

Ich fuhr zu meinem Kurs und fand mich damit ab, meinen Frust dort herauszulassen, anstatt Trost bei einem Baum zu finden. Doch schon nach fünf Minuten öffnete der Kursleiter die Doppeltür des Kursraums und auf dem grünen Sportplatz stand direkt vor mir eine Baumreihe. Mir fiel ein bestimmter Baum auf – eine prächtige Rosskastanie, die zu mir »sprach«. Nach der Technik des Gyan-Mudras (siehe »Das Ritual zum Leben erwecken«, Seite 165) drückte ich meine Daumen sanft gegen meine Zeigefinger.

In diesem Moment fühlte ich, wie eine »Lichtsäule« herabstrahlte, die durch jede Zelle meines Körpers und meine Fußsohlen strömte. Es war, als hätte ich Wurzeln, die in Richtung dieser magischen Rosskastanie wuchsen, auf ihre Wurzeln trafen und sich mit ihnen verflochten. Ich bemerkte, dass ich stark und aufrecht stand und hörte dann eine Stimme in meinem Kopf: »Hallo Baum, ich grüße dich. Ich fühle mich so klein. Hilf mir, aufrecht zu stehen.«

Ich fühlte mich so verbunden und vereint mit diesem Baum, der mich mit Kraft erfüllte, und hätte vor Freude weinen können. All der Ärger und die Frustration flossen aus meinem Körper heraus, und wenn ich mich heute an das ärgerliche Telefonat erinnere, empfinde ich keine negativen Emotionen mehr. Natürlich habe ich dem Baum für die wunderbare Heilung gedankt.

Später dachte ich, dass ich an diesem Tag nicht in den Wald gehen sollte. Stattdessen lernte ich, dass es keine Rolle spielt, wo man ist, man kann sich immer mit der Natur verbinden und sich vollkommen erden.

DAS RITUAL ZUM LEBEN ERWECKEN

Das Schöne an diesem Ritual besteht darin, dass man es überall durchführen kann (denken Sie daran, dass ich in einem Kickboxkurs war!). Allerdings wäre es besser, draußen in der Nähe von Bäumen zu sein.

Machen Sie sich keine Sorgen um Ihre Atmung, da sie sich während des Rituals regulieren wird. Sie brauchen Ihre Augen nur zu schließen, wenn Sie möchten.

- Stellen oder setzen Sie sich bequem hin. Um mit dem Ritual zu beginnen, verbinden Sie mit beiden Händen sanft die Spitzen des Zeigefingers und des Daumens. Üben Sie in der Gyan-Mudra-Position (siehe unten) leichten Druck aus.

- Strecken Sie die anderen drei Finger aus und entspannen diese, sodass sie sich leicht beugen können, wenn sich das natürlicher anfühlt.

- Halten Sie die Handflächen nach oben, um mit beiden Händen eine empfangende Haltung einzunehmen.

- Wenn Sie sitzen, legen Sie Ihre Hände auf den Schoß oder auf die Knie.

- Wenn Sie einen Baum sehen können, zu dem Sie sich hingezogen fühlen, verbinden Sie sich mit ihm. Denken Sie andernfalls an einen Baum, der Ihnen vertraut ist, und visualisieren Sie ihn. Stellen Sie sich nun eine weiße Lichtsäule vor, die durch den Scheitelpunkt Ihres Kopfes durch jede Zelle Ihres Körpers nach unten fließt und durch Ihre Fußsohlen dringt.

- Stellen Sie sich vor, wie Wurzeln aus Licht aus Ihren Fußsohlen wachsen und sich nach vorne bewegen, um sich mit den Wurzeln Ihres Baumes zu verflechten.

- Wiederholen Sie das folgende Mantra: »Hallo Baum, ich grüße dich. Ich fühle mich so klein, hilf mir, aufrecht zu stehen.« Sagen Sie es entweder laut oder in Ihrem Kopf, bis Sie ein Gefühl von Ruhe und Verbundenheit spüren. Wenn Ihnen intuitiv eigene Worte in den Sinn kommen, wiederholen Sie stattdessen diese.

Die im Ritual verwendete Handhaltung ist als »Gyan-Mu-dra« bekannt – die Geste des Wissens oder der Weisheit. Das Gyan Mudra fördert das Gedächtnis und die Konzentration und hilft, Stress und Ärger abzubauen. Seit Jahrhunderten wird dieses Mudra von Yogis benutzt, um Frieden und Ruhe zu erlangen und spirituellen Fortschritt zu fördern. Mudras werden oft in der Meditation verwendet und die moderne Wissenschaft hat nachwiesen, dass durch Meditation psychischer Stress abgebaut wird.[49]

HINDERNISSE

Die Visualisierung der Lichtsäule ist ein wesentlicher Bestandteil dieses Rituals, was jedoch manchmal eine Herausforderung sein kann, besonders wenn man negative Emotionen erlebt. Wenn Sie ein visuelles Hilfsmittel benötigen, finde ich es hilfreich, an Captain Kirk aus *Star Trek* zu denken, der sich vom Raumschiff Enterprise in eine neue Welt beamt. Alternativ können Sie versuchen, sich auf einen Baum zu konzentrieren und sich vorzustellen, wie Sonnenlicht von oben durch Sie hindurchstrahlt.

Wenn Sie das Ritual durchführen möchten, aber keinen direkten Zugang zur Natur haben, können Sie das Ritual überall ausführen und die entsprechenden Bilder aus dem Internet, Büchern oder Ihrem Gedächtnis abrufen.

Die Fähigkeit, sich eine Auszeit von der Hektik des Alltags zu nehmen, ist der Schlüssel zum Erfolg dieses Rituals, was jedoch nicht immer praktisch ist. Wenn Sie Schwierigkeiten damit haben, versuchen Sie, über Kopfhörer Aufnahmen von Naturgeräuschen zu hören, um sich mit der Natur zu verbinden.

NACH VORNE BLICKEN

Überlegen Sie sich, wie leicht Sie andere alltägliche »Rituale« wie Zähneputzen, Abschminken oder das Einräumen des Geschirrspülers in Ihr Leben integrieren können. Warum sollten Sie dieses Ritual nicht ebenfalls zu einem festen Bestandteil Ihres Alltags machen? Nutzen Sie diese Technik, um Emotionen loszulassen und sich zu erden, wann immer es nötig ist. Die tägliche Ausführung kann sehr wirksam sein, auch nur für fünf Minuten. Nachdem Sie die Technik erlernt haben, werden Sie vielleicht feststellen, dass Sie den Baum nur noch visualisieren müssen, um zu der zuvor entdeckten Ruhe zurückzukehren.

Wenn Sie unterwegs sind, versuchen Sie gedanklich Kontakt mit den Bäumen oder Pflanzen um Sie herum aufzunehmen, und berühren Sie sie vielleicht sogar, um sich mit ihnen zu verbinden. Sie werden feststellen, dass Ihnen der Zugang zu den positiven Gefühlen des Rituals immer leichter fallen wird, je öfter Sie in die Natur eintauchen.

Schreiben Sie nach der Durchführung des Rituals drei Dinge auf: Was haben Sie gefühlt, gehört und gesehen? Stellen Sie Nachforschungen an und finden Sie mehr über Ihre Lieblingsbäume heraus. Ich habe entdeckt, dass die Gewöhnliche Rosskastanie Klarheit, Intuition und Ruhe bringen, aber auch Unruhe und überschüssige Energie auflösen soll.

Wenn Sie Fragen zu diesem Ritual haben oder sich mit mir in Verbindung setzen möchten, um mir Ihre Geschichten oder Einsichten mitzuteilen, können Sie mich, Krysia Newman, gern über meine Website (www.soulfulnesstherapies.co.uk) oder eine Nachricht (hello@soulfulnesstherapies.com) kontaktieren.

TUN SIE'S

Das Schöne an diesem Ritual besteht darin, dass Sie kein stundenlanges Training benötigen, um es durchzuführen. Sie können es zu jeder Zeit und an jedem Ort ausüben.

Wenn Sie das Ritual beherrschen, kann ein einfaches Gespräch mit Freunden über die Natur oder einfach der Gedanke an ihre Schönheit ausreichen, um Sie an den jeweiligen Ort zurückzubringen. Stellen Sie sich vor, wie gut es sich anfühlen wird, die Kraft positiver, ruhiger Gefühle zu spüren, indem Sie einfach an Ihren Baum denken und Ihre Hände in die Gyan-Mudra-Position bringen. Sie können Ihre Hände dabei auch in die Taschen stecken, damit niemand sie sieht.

FÜRS PROTOKOLL

Verbindungsritual mit der Natur: Diese Visualisierung verbindet Sie mit Bäumen und wird mit Meditationstechniken kombiniert, die Ihnen die gewünschte Ruhe schenken.

Die Theorie: Wenn Sie sich der Schönheit, die Sie umgibt, bewusster werden und die bewährten Mudra- und Visualisierungstechniken anwenden, um sich auf die Bäume in Ihrer Umgebung einzulassen, wird sich dies sehr positiv auf Ihr Selbstvertrauen, Ihre Motivation und Ihre Positivität auswirken.

Die Übung: Hören Sie auf Ihren Körper, um zu merken, wann Sie dieses Ritual benötigen. Führen Sie es nach Bedarf täglich durch, aber beschränken Sie sich nicht auf eine Sitzung. Werfen Sie das spirituelle Regelwerk aus dem Fenster und integrieren Sie das Prinzip dieses Rituals in Ihr Wesen. Versuchen Sie, einen Baum im Geist zu berühren (Sie müssen ihn nicht umarmen, wenn Sie keine Lust dazu haben), zeichnen Sie einen Baum in Ihr Zurück-zur-Natur-Tagebuch und sprechen Sie mit einem Baum, wann immer sich Ihnen die Gelegenheit bietet. Denken Sie auch daran, dass Sie durch die Verbindung mit Bäumen ein eigenes ruhiges Universum erschaffen.

TEIL 3

RAUS INS FREIE

7 NATURRITUALE FÜR DRAUSSEN

Am besten führen Sie die sieben Outdoor-Rituale dieses Abschnitts immer dann durch, wenn sich Ihnen die Gelegenheit dazu bietet. Im Idealfall üben Sie sie über eine Woche hinweg an aufeinanderfolgenden Tagen aus, ebenso wie die vorherigen 14 Rituale. Für manche dieser Rituale ist es jedoch notwendig, dass Sie sich in der Natur aufhalten. Vielleicht ist Ihnen dies nicht möglich und Sie müssen länger im Voraus planen, um Zeit für die Rituale erübrigen zu können. In diesem Fall können Sie ein Ritual aus Teil 1 oder 2 des Buchs wiederholen oder als Inspiration nehmen, um ein eigenes Ritual zu entwerfen. Solange Ihre Rituale auf dem Grundsatz basieren, dass Sie der Natur mehr Aufmerksamkeit und Respekt entgegenbringen, werden sie Sie mit der Natur und damit auch mit Ihrem natürlichen oder authentischen Selbst verbinden.

Um den größtmöglichen Nutzen aus diesen Ritualen zu ziehen, wird dringend empfohlen, sich die Mühe zu machen und nach draußen zu gehen. Schließen Sie die Haustür hinter sich und begeben Sie sich zu den vorgeschlagenen Orten oder Naturschauplätzen. Vertrauen Sie mir, Sie werden es nicht bereuen.

RITUAL #15

MONDBADEN

Vielleicht betrachten Sie den Mond mit seiner dünnen, luftleeren und lebensfeindlichen Atmosphäre dort oben im Weltraum nicht als Natur, aber er ist eng mit der Erde verbunden.

Es ist allgemein bekannt, dass sich die Anziehungskraft des Mondes auf die Ozeane und die Gezeiten auswirkt, aber vielleicht haben Sie noch nicht gewusst, dass sich die Erde ohne die Anziehungskraft des Mondes wahnsinnig schnell um sich selbst drehen würde. Das Mondlicht erhellt nicht nur den Nachthimmel mit seinen Sternen, die dort oben wie ein wunderschönes, geheimnisvolles Netz aus Diamanten leuchten, sondern ist auch absolut unerlässlich für die Entstehung von Leben und das Überleben der Menschheit auf der Erde. Kurz gesagt, trägt der Mond dazu bei, uns im Gleichgewicht und anscheinend auch am Leben zu halten.

DIE WIRKUNG

Seit Jahrhunderten schauen die Menschen zum Mond auf der Suche nach Inspiration, Führung, Trost und Heilung sowie nach einem Gefühl der Verbundenheit mit dem Universum. Aus spiritueller Sicht erinnert uns die Verbindung zum Mond daran, dass wir Teil von etwas Größerem sind – wie alle Rituale, die uns mit der Natur verbinden. So können wir zu innerem Frieden, Ruhe und einer neuen Perspektive gelangen, wenn die täglichen Routinen und Belastungen des Lebens zu überwältigend werden.

Der Mond beeinflusst die Ozeane und die Gezeiten. Angesichts der Tatsache, dass der Körper eines Erwachsenen zu 75 Prozent aus Wasser besteht, ist es einleuchtend, dass sich der Mond auch auf unsere Gesundheit und unser Wohlbefinden auswirkt. Studien haben gezeigt, dass Gefühle bei Vollmond deutlich intensiver sind.[50] Die Beobachtung des Mondes, das Wissen um die jeweilige Mondphase und die Arbeit mit dieser Energie können daher mit einer heilenden und ausgleichenden Wirkung für Geist, Körper und Seele einhergehen.[51]

Das Einstimmen auf den Mond und die verschiedenen Mondphasen kann dabei helfen, mit den eigenen natürlichen Rhythmen in Kontakt zu treten. Der Mond folgt circa 28 Tage lang einem einheitlichen Muster. In der Neumondphase ist er über mehrere Tage gar nicht zu sehen; im ersten Viertel zeigt er sich als dünne Sichel. Dann nimmt er immer weiter zu, bis die Vollmondphase und damit die Hälfte des Mondzyklus erreicht sind. Bei Vollmond kann man den Mond als silberne Kugel am Himmel sehen, aber kaum hat er sich in seiner ganzen Pracht gezeigt, setzt auch schon die abnehmende Phase ein, in der er sich unserem Blick immer mehr entzieht, bis er in der Neumondphase wieder ganz verschwindet und der Mondzyklus von neuem beginnt.

Alles im Universum besteht aus Energie und mithilfe von Ritualen kann man die eigene Energie auf die Mondenergie einstimmen, was sich heilend und ausgleichend auf alle Lebensbereiche auswirkt. Eine rituelle Mondbeobachtung im Freien kann dabei helfen, sich mit der Natur, dem Universum und sich selbst zu verbinden. Wenn Sie sich auf den Mond einstimmen, beginnen Sie auf natürliche und instinktive Weise zu spüren, dass das erste Viertel die ideale Zeit für das Festlegen von Absichten und für Neuanfänge ist. Bei zunehmendem Mond wird diese Energie immer intensiver. Vollmond ist die optimale Zeit, um sich auszudrücken, und der abnehmende Mond eignet sich gut, um all das zu beenden und loszulassen, was einen zurückhält. Der Neumond wiederum ist die ideale Zeit für Ruhe und Besinnung.

ERLEBNISBERICHT

Wie viele Teenager begann ich mit vierzehn Jahren, Tagebuch zu schreiben, aber ich hielt nicht nur meine emotionalen Schwankungen oder Ereignisse aus meinem Leben fest, sondern setzte mich auch mit dem Mond auseinander. Viele Einträge enthalten einfache Zeichnungen vom Mond und seiner jeweiligen Phase. Vor dem Schlafengehen schrieb ich in mein Tagebuch, doch vorher schaute ich aus unerklärlichen Gründen immer aus dem Fenster, um den Mond zu suchen.

Damals war mir nicht bewusst, was ich tat. Ich liebte es einfach, den Mond anzuschauen und fand den Anblick sowohl inspirierend als auch tröstlich, aber im Nachhinein verstehe ich, dass ich mich auf die Mondphasen einstimmte. Ich schrieb jahrzehntelang Tagebuch und beobachtete den Mond, doch erst vor etwa fünfzehn Jahren verstand ich, welchen Einfluss der Mond auf meine Stimmung und mein Leben ausübt. Ich beschloss, meine Tagebücher noch einmal durchzusehen, und stellte fest, dass meine Einträge bei Vollmond immer sehr ausdrucksstark waren, bei Neumond hingegen eher nachdenklich. Neuanfänge in meinem Leben fielen in der Regel mit dem zunehmenden Mond zusammen und bei abnehmendem Mond stellte ich Dinge fertig und beendete sie.

Diese Entdeckung inspirierte mich dazu, nach einer Möglichkeit zu suchen, die heilende Kraft des Mondes stärker zu nutzen, und eine der wirkmächtigsten Methoden ist natürlich das Ritual. In diesem Kapitel möchte ich Ihnen ein Ritual vorstellen, auf das ich schwöre. Mein Mondzeichen, das Astrologen zufolge das authentische Selbst symbolisiert, ist der Krebs, der von den Wassern des Mondes beherrscht wird. Vielleicht fühle ich mich dem Mond deshalb so verbunden. Was auch immer der Grund ist – das Einstimmen auf den Mond und seine Phasen schenkt mir einfach ein überwältigendes Gefühl von Trost und innerer Ruhe. Ich glaube, dass der Mond über mich wacht, auch wenn ich ihn nicht sehen kann. Solange ich weiß, in welcher Phase er sich befindet, fühle ich mich mehr mit meinen Gefühlen, meinem Leben, der Erde und dem Universum verbunden.

DAS RITUAL ZUM LEBEN
ERWECKEN

Dieses Verbindungsritual mit der Natur wird Sie dazu ermutigen, nach Einbruch der Dunkelheit nach draußen zu gehen und den Mond zu beobachten. Wählen Sie nach Möglichkeit einen ländlichen Ort mit wenigen Straßenlampen und wenig Lichtverschmutzung, aber achten Sie vor allem auf Ihre Sicherheit. Wenn Sie sich nicht sicher fühlen, gehen Sie stattdessen in Ihren Garten, auf Ihre Einfahrt oder die Straße. Sie können das Ritual sogar von Ihrem Schlafzimmerfenster aus durchführen, falls es keine andere Möglichkeit gibt, aber an der frischen Luft werden Sie es mehr genießen.

Die ideale Zeit für dieses Ritual ist der zunehmende Mond oder Vollmond. Um herauszufinden, in welcher Phase sich der Mond gerade an Ihrem Standort befindet, besuchen Sie: https://www.timeanddate.de/mond/phasen/.

Gehen Sie nach Einbruch der Dunkelheit einfach an den von Ihnen ausgewählten Ort, der eine gute Sicht auf den Mond bietet und an dem Sie sich sicher fühlen. Schütteln Sie Ihre Hände und Füße, um alle Negativität loszulassen, strecken Sie die Arme in die Luft und strecken Sie sich. Nehmen Sie anschließend ein »Mondbad«. Tauchen Sie für mindestens zehn, vorzugsweise zwanzig Minuten in das Licht des Mondes ein. Baden Sie in dem heilenden Licht und visualisieren Sie silbernes, blaues und weißes Licht, das in Sie hineinfließt und

Sie umgibt. Sie brauchen Ihre Augen nicht zu schließen, aber Sie sollten langsam und tief atmen. Tragen Sie am besten so wenig Kleidung wie möglich. Wenn es sicher und angenehm ist, können Sie dieses Ritual auch nackt durchführen, aber Ihre Sicherheit und Ihr Wohlbefinden sollten immer an erster Stelle stehen.

HINDERNISSE

Falls Sie glauben, keine Zeit für dieses Ritual zu haben, betrachten Sie den Vollmond als ein Symbol für Ihre Beziehung zu sich selbst. Jedes Naturritual in diesem Buch trägt nicht nur dazu bei, Sie mit der Natur zu verbinden, sondern ist auch ein Akt der Selbstfürsorge. Sie nehmen sich Zeit, um etwas Heilendes für sich selbst zu tun. Dabei können Sie so hell wie der Vollmond scheinen und Ihre Umgebung zum Strahlen bringen. Sollten Sie sich jedoch nicht um sich selbst kümmern, wird Ihr Licht nicht sehr hell leuchten und weder Sie noch die Menschen in Ihrer Umgebung werden gut sehen können. Andere behandeln Sie nicht so, wie Sie sie behandeln, sondern so, wie Sie sich selbst behandeln. Schenken Sie sich also die Zeit und Fürsorge, die Sie brauchen, um zu strahlen. Wenn Sie sich wegen Ihrer Mondbeobachtung schämen, sorgen Sie dafür, dass Sie ungestört sind. Sollten andere Sie dabei sehen und kritisieren oder verspotten, betrachten Sie ihre Kommentare als eine Kritik, die auf sie selbst zutrifft. Was Sie tun, hat absolut nichts mit den anderen zu tun.

Sie müssen das Mondritual nicht unbedingt bei zunehmendem Mond oder Vollmond durchführen. Das erste Viertel eignet sich ideal, um Entscheidungen zu treffen und einen Neuanfang einzuleiten. Gehen Sie nach draußen, suchen Sie sich einen Ort, von dem Sie die Mondsichel deutlich am Himmel sehen können, und wünschen Sie sich etwas. Bitten Sie den Mond im Geist, Ihnen zu Erfolg zu verhelfen. Die abnehmende Phase ist die perfekte Zeit, um Situationen, Beziehungen, Stress oder Emotionen loszulassen, die nicht mehr in Ihrem Interesse sind. Gehen Sie nach draußen, suchen Sie einen freien Blick auf den abnehmenden Mond und bitten Sie ihn im Stillen, Ihnen dabei zu helfen, Negativität loszulassen.

Falls Sie den Mond bei Neumond oder einem bedeckten Himmel gar nicht sehen können, nutzen Sie die Zeit, um Absichten festzulegen, aber auch um sich auszuruhen und nachzudenken. Gehen Sie nach draußen und suchen Sie sich einen Ort, von dem Sie einen guten Blick auf den Nachthimmel haben. Auch wenn Sie den Mond nicht sehen können, wissen Sie, dass er da ist. Der Mond ruht sich aus und gewinnt an Stärke und Kraft und dasselbe können auch Sie tun. Bitten Sie den Mond im Geist, Ihnen dabei zu helfen, die benötigte Kraft zu finden, um die Herausforderungen des Lebens zu meistern, und Ihnen Weisheit zu schenken, um aus Enttäuschungen oder Fehlern zu lernen.

Neben den vier Hauptphasen gibt es noch andere Mondphasen, aber unabhängig davon, in welcher Phase sich der Mond befindet – er ist da. Das Einstimmen auf den Mond ist eine magische Methode, um sich mit der Natur zu verbinden und sich daran zu erinnern, dass das Universum zum Staunen und voller unendlicher Möglichkeiten ist. Sie sind ein Teil dieses faszinierenden Universums, was bedeutet, dass auch Sie zum Staunen und voller unendlicher Möglichkeiten sind.

TUN SIE'S

Finden Sie heraus, in welcher Phase sich der Mond gerade befindet. Wenn die Sonne untergegangen ist und der Mond am Nachthimmel aufgeht, gehen Sie hinaus und suchen Sie sich einen guten Aussichtspunkt. Haben Sie sich erst einmal die Mühe gemacht und sind dabei, den Mond zu betrachten, werden Sie feststellen, dass sich dieses Ritual ganz natürlich anfühlt.

NACH VORNE BLICKEN

Wenn Sie sich mit den Hauptphasen des Mondes vertraut gemacht haben – von neu über zunehmend und voll bis abnehmend –, möchten Sie vielleicht einen Schritt weitergehen und sich über die anderen Mondphasen informieren. Finden Sie heraus, welchen Einfluss diese Phasen auf Sie haben oder wie Sie mit ihnen arbeiten können. Falls Interesse an Astrologie besteht, könnten Sie Ihr Mondzeichen herausfinden.

Ihr Stern- oder Sonnenzeichen beschreibt die Position, die die Sonne zum Zeitpunkt ihrer Geburt hatte. Astrologen glauben, dass sich daraus viele Schlüsse über Ihren Charakter und die Art und Weise, wie andere sie sehen, ziehen lassen. Wer kein Experte in Astrologie ist, weiß vielleicht nicht, dass Astrologen bei der Erstellung eines astrologischen Profils auch die Position des Mondes und anderer Planeten zum Zeitpunkt der Geburt berücksichtigen. Sie gehen davon aus, dass das Mondzeichen das innere oder wahre Ich offenbart. Ich bin fest davon überzeugt, dass es sich dabei um denjenigen spirituellen Teil von uns handelt, der sich instinktiv mit der Natur verbindet. Wenn Sie mehr darüber erfahren und Ihr Mondzeichen entdecken möchten, besuchen Sie die folgende Website: https://www.lunarium. co.uk/moonsign/calculator.jsp.

Unabhängig davon, welches Mondzeichen Sie haben, denken Sie daran, dass der Mond alle paar Tage durch verschiedene Planeten und Tierkreiszeichen wandert und jedes dieser Zeichen eigene Einflüsse mit sich bringt, die für oder gegen Sie wirken können. Die Kenntnis darüber, in welchem Tierkreiszeichen sich der Mond gerade befindet, kann – verzeihen Sie mir das Wortspiel – sehr erleuchtend sein. Um herauszufinden, in welchem Zeichen der Mond momentan steht, besuchen Sie: https://www.kernastro.de/mondkalender.asp. Folgen Sie auch Siobhan L. Purcell (www.siobhanpurcell.net), die über Astrologie schreibt und Mondberichte auf meiner Facebook-Seite veröffentlicht.

Die Beobachtung des Mondes ist überaus faszinierend und bezaubernd. Sobald Sie mit der Erforschung des Mondes beginnen, wollen Sie vielleicht herausfinden, wie Sie seine heilenden Kräfte für sich nutzen können. Es ist sehr empfehlenswert, alles über den Mond in Erfahrung zu bringen, was es zu wissen gibt, um sich wieder mit der Natur, sich selbst und dem Universum zu verbinden.[52]

FÜRS PROTOKOLL

Verbindungsritual mit der Natur: Gehen Sie bei zunehmendem Mond oder bei Vollmond nach draußen, schauen Sie sich den Mond am Nachthimmel an und baden Sie im Mondlicht.

Die Theorie: Die Beobachtung des Mondes verbindet Sie mit den Rhythmen und Zyklen der Natur und mit Ihren eigenen natürlichen Rhythmen.

Die Übung: Wenn Sie dieses Ritual regelmäßig durchführen, haben Sie vielleicht Lust, die Mondphasen täglich in Ihrem Zurück-zur-Natur-Tagebuch festzuhalten. Schreiben Sie jeden Tag auf, in welcher Phase sich der Mond befindet, und denken Sie darüber nach, wie Sie die heilende Energie dieser besonderen Mondphase nutzen können, um Ihre Chancen auf Glück und Erfolg zu erhöhen.

RITUAL #16

SONNENAUF- UND -UNTERGANG

Beim vorherigen Ritual konnten Sie sich mit der Natur verbinden, indem Sie sich auf die Kraft des Mondes einstimmten. Dieses Ritual nimmt die Sonne in den Fokus und geht der Frage nach, inwiefern das Beobachten des Sonnenauf- oder -untergangs transformierend für Körper, Geist, Herz und Seele sein kann. Wenn Sie noch nie gesehen haben, wie die Sonne auf- oder untergeht, lassen Sie sich das größte Naturschauspiel der Erde nicht länger entgehen. Es ist eine unglaublich faszinierende Erfahrung.

DIE WIRKUNG

Studien haben gezeigt, dass das Beobachten des Sonnenauf- oder -untergangs Stress abbauen, die Stimmung heben und zu mehr Großzügigkeit und Dankbarkeit führen kann.[53] Eine ausreichende Menge an Tageslicht – insbesondere am Morgen – reguliert den Hormonhaushalt und steigert daher die Chance auf eine erholsame Nachtruhe. Wenn Sie eine emotionale Verbindung zu diesem Erlebnis herstellen, steigt die Wahrscheinlichkeit, dass Sie die positive Wirkung spüren werden.

Manche sagen, es sei unmöglich, den Sonnenauf- oder -untergang zu sehen, ohne ins Träumen zu kommen. Der Anblick des herrlichen Farbenmeers am Himmel entfacht unsere Kreativität und Fantasie, erweitert unser Bewusstsein und erinnert uns daran, dass wir Teil von etwas Größerem sind. Beim Anblick eines majestätischen Sonnenaufgangs oder eines prächtigen Sonnenuntergangs spürt man unmittelbar ein Gefühl der Ehrfurcht und der Dankbarkeit gegenüber dem Geschenk des Lebens und der Erde, die all das ermöglicht.

Wenn Sie mehr Hoffnung in Ihrem Leben brauchen, geht nichts über die Energie und die Pracht eines Sonnenaufgangs. Sollten Sie sich Ruhe und inneren Frieden wünschen, ist ein wunderschöner Sonnenuntergang die beste Medizin.

ERLEBNISBERICHT

Becca ist eine meiner Leserinnen. Kürzlich schrieb sie mir, wie sehr sie Sonnenuntergänge liebt und wie diese ihr Leben völlig verändert haben. Sie erzählte von ihrer stressigen, technologiebasierten Arbeit und ihrem geschäftigen Leben als alleinerziehende Mutter von drei kleinen Kindern. Aufgrund der Anforderungen ihres Jobs und ihrer Kinder fühlt sie sich an manchen Tagen völlig überlastet. Bei so vielen Verpflichtungen fragt sie sich oft, ob sie es bis zum Ende des Tages schaffen wird. Sie hat kaum einen Moment für sich allein, und ihre Freizeit verbringt sie damit, auf Nachrichten zu antworten und auf das ständige Piepen ihres Telefons zu reagieren.

Eines Abends, als ihre Kinder schon im Bett waren, wollte Becca instinktiv zum Telefon greifen und wieder arbeiten, aber vor lauter Stress hatte sie vergessen, es aufzuladen. Ihren Laptop hatte sie auf der Arbeit liegen lassen, weshalb sie nichts tun konnte, bis das Telefon wieder aufgeladen war. Das Haus war ausnahmsweise einmal aufgeräumt, da sie kurz zuvor eine Reinigungskraft eingestellt hatte. Also beschloss sie, sich mit einem Glas Wein draußen auf ihre Veranda zu setzen und den Sonnenuntergang zu beobachten.

Als sie draußen saß und den Himmel betrachtete, wurde sie sofort ruhig. Zuerst fühlte es sich seltsam an, weil sie so daran gewöhnt war, einen Knoten im Magen, eine To-do-Liste im Kopf und Schuldgefühle im Herzen zu haben, weil sie nicht genug Zeit mit ihren Kindern verbrachte und immer arbeiten musste. Doch als sie die Sonne am Himmel untergehen sah, spürte sie ausnahmsweise eine tiefe Ruhe und bekam eine Ahnung für die unendlichen Möglichkeiten, die vor ihr lagen.

Heute versucht Becca, den Sonnenuntergang so oft wie möglich zu beobachten. Oft glaubt sie, dass die untergehende Sonne ihren Tag und ihre Gefühle widerspiegelt. Ihr Sonnenuntergangsritual beschreibt sie als ihre tägliche »Wohlfühlkur«. Wenn es ihr im Laufe des Tages zu viel wird, erfrischt und beruhigt sie der Gedanke, abends auf ihrer Veranda zu sitzen und den Sonnenuntergang anzusehen.

DAS RITUAL ZUM LEBEN ERWECKEN

Wählen Sie ein Datum, an dem Sie sich fest vornehmen, den Sonnenauf- oder -untergang zu beobachten, und schreiben Sie dieses Datum in Ihr Zurück-zur-Natur-Tagebuch. Für Frühaufsteher ist es naheliegend, den Sonnenaufgang zu beobachten, für Morgenmuffel ist wahrscheinlich der Sonnenuntergang besser geeignet. Es spielt keine Rolle, wofür Sie sich entscheiden, denn beide sind ein herrliches Spektakel.

Wenn Sie sich für einen Tag entschieden haben, finden Sie heraus, wann die Sonne auf- oder untergeht. Stellen Sie sich einen Wecker, um sich daran zu erinnern, morgens aufzustehen oder abends nach draußen zu gehen. Nehmen Sie beim Klingeln des Weckers Ihr Handy, stellen Sie es auf Flugzeugmodus und gehen Sie nach draußen. Alternativ können Sie auch eine Kamera mitnehmen. Suchen Sie sich einen sicheren, bequemen Ort mit Panoramablick.

Schauen Sie bei der Beobachtung des Sonnenauf- oder -untergangs nicht direkt in die Sonne, da das schädlich für Ihre Augen ist. Betrachten Sie einfach aufmerksam das Farbenmeer am Himmel und achten Sie darauf, wie sich die Farben vermischen. Lassen Sie allen Stress und alle Ängste hinter sich. Stellen Sie sich vor, wie goldenes Licht von Ihrem Herzen bis zum Himmel strahlt und sich ein unsichtbares Band bildet.

Bei Sonnenaufgang werden Sie sehen, wie die Sonne im Osten über dem Horizont aufgeht und in allen möglichen Farben strahlt – von Dunkelrot über Orange bis Rosa. Achten Sie auf Lichtstrahlen, die durch die Wolken brechen. Versenken Sie sich in der Szene und visualisieren Sie die Hoffnung, die in Ihnen aufsteigt.

Bei Sonnenuntergang werden Sie sehen, wie die Sonne im Westen langsam zum Horizont sinkt und den Himmel in eine atemberaubende Farbenpracht taucht. Genießen Sie dieses Erlebnis und spüren Sie bei dem Anblick dem tiefen Gefühl von innerer Ruhe in sich nach.

Wenn Sie meinen, dass die Szene ihren Höhepunkt erreicht hat, nehmen Sie ein oder zwei Fotos auf. Es kann sein, dass Sie ein aufgeregtes Kribbeln spüren oder sehr emotional werden, weil das Gesehene so wunderschön ist. Das ist eine ganz natürliche und bereichernde Reaktion, da der Erfolg dieses Rituals von Ihrer emotionalen Verbindung zum Sonnenauf- oder -untergang abhängt. Lassen Sie zu, dass sich Ihr Herz auf diese Weise mit dem Wunder der Natur verbindet.

Nachdem die Sonne auf- oder untergegangen ist, bedanken Sie sich laut bei der Sonne und kehren Sie zu Ihren morgendlichen oder abendlichen Aktivitäten zurück, aber nehmen Sie dieses Stück Himmel, das Sie erlebt haben, überall mit hin.

HINDERNISSE

Das größte Hindernis besteht darin, die Disziplin aufzubringen, die gewöhnliche Morgen- oder Abendroutine zu durchbrechen, um dieses Ritual durchzuführen. Wenn Sie Frühaufsteher sind, haben Sie vielleicht eine Morgenroutine, die Sport oder Hausarbeiten umfasst. Denken Sie daran, dass die Würze des Lebens in der Abwechslung liegt. Probieren Sie heute einmal etwas anderes aus und steigern Sie Ihre Stimmung und Ihr Wohlbefinden auf andere Art und Weise. Sollten Sie Ihre Abende in der Regel vor dem Fernseher oder in Gesellschaft verbringen, entwerfen Sie zur Abwechslung einmal ein ganz anderes Abendprogramm.

Falls es Ihnen nicht möglich ist, den Himmel im Freien zu beobachten, können Sie bei diesem Ritual auch durch ein Fenster sehen, obwohl es sehr empfehlenswert ist, nach draußen zu gehen, um den Geräuschen der Umgebung zu lauschen und sich enger mit der Natur zu verbinden. Bei schlechtem Wetter können Sie auf viele faszinierende und kostenlose Online-Videos von Sonnenauf- und -untergängen zurückgreifen. Informieren Sie sich am besten im Voraus über das Wetter, um sicherzustellen, dass es Ihnen keinen Strich durch die Rechnung macht.

Wenn Sie meinen, einfach keine Zeit dafür zu haben, in den Himmel zu starren, denken Sie daran, dass es sich um ein heiliges Ritual mit nachgewiesener positiver Wirkung handelt. Vielleicht denken Sie, viel Zeit dafür einplanen zu müssen, aber im Grunde dauert die Beobachtung des Sonnenauf- oder -untergangs gar nicht so lange, wenn der erste Sonnenstrahl erst über den Horizont blitzt oder die Sonne kurz vor dem Untergang steht – manchmal kann alles in wenigen Minuten vorbei sein. Das Schöne an diesem Ritual besteht darin, dass Sie es so lang oder kurz ausüben können, wie Sie wünschen, um es in Ihren Alltag zu integrieren. Sie können sich eine halbe Stunde im Voraus an Ihren Aussichtspunkt begeben und abwarten oder den Moment genau abpassen.

Falls Sie keine geeignete Stelle mit freiem Blick auf den Sonnenauf- oder -untergang kennen, stellen Sie vorab Nachforschungen an, um einen guten Aussichtspunkt zu finden. Wo auch immer Sie wohnen, in Ihrer Nähe gibt es sicherlich eine Stelle, von der Sie den Sonnenauf- und -untergang genießen können. Darüber hinaus ist jeder Sonnenauf- oder -untergang absolut einzigartig. Sie werden den gleichen nie zweimal sehen, weshalb dieses Ritual Sie dazu ermutigen will, ein Foto zu schießen. Im Grunde fotografieren Sie eine »limitierte Auflage«.

TUN SIE'S

Jeder hat es verdient, mindestens einmal im Leben einen Sonnenauf- oder -untergang zu sehen. Nehmen Sie sich heute etwas Zeit dafür. Sie werden es nicht bereuen.

NACH VORNE BLICKEN

Dieses Naturritual können Sie durchführen, wann immer Sie sich dazu inspiriert fühlen – wenn Sie möchten, jeden Tag, denn die Sonne geht täglich auf und unter. Das Wichtigste ist jedoch, dass Sie es mindestens einmal bei Sonnen-aufgang und einmal bei Sonnenuntergang durchführen.

Stellen Sie Ihre Fotos von den Sonnenauf- und -untergängen online oder drucken sie aus und hängen sie auf. Sie können sie auch mit Ihren Freunden und Ihrer Familie teilen. Sie werden überrascht sein, wie sehr die Menschen es lieben, schöne Fotos vom Sonnenauf- oder -untergang zu sehen.

Gehen Sie noch einen Schritt weiter und suchen Sie nach schönen Orten, an denen Sie den Sonnenauf- oder -untergang beobachten und Fotos schießen können, die für Sie und andere inspirierend sind. Falls sich Ihnen je die Gelegenheit bieten sollte, Stonehenge, den berühmten prähistorischen Steinkreis in Großbritannien, zu besuchen, können Sie im Rahmen einer privaten Tour in den Genuss eines unvergesslichen Sonnenauf- oder -untergangs kommen. Auch Seen, das Meer oder die Berge eignen sich gut als Aussichtspunkte. Zudem können Sie in Städten oder Naturparks atemberaubende Bilder vom Himmel aufnehmen.

Wenn es darum geht, den idealen Ort für dieses Ritual zu finden, sind nach oben wirklich keine Grenzen gesetzt.

FÜRS PROTOKOLL

Verbindungsritual mit der Natur: Nehmen Sie sich am Tag oder Abend Zeit, um den Sonnenauf- oder -untergang zu genießen.

Die Theorie: Das Beobachten des Sonnenauf- oder -untergangs fördert nachweislich die Stimmung und das Wohlbefinden und geht mit einem Gefühl der Dankbarkeit und der Verbundenheit mit der Natur einher.

Die Übung: Erlauben Sie diesem bewährten Ritual, seinen sanften Zauber zu entfalten und ihr Leben zu entschleunigen. Versuchen Sie nicht, irgendetwas zu erzwingen. Beobachten Sie einfach den Sonnenauf- und -untergang und lassen Sie sich mehr von Ihrem Herzen als von Ihrem Verstand leiten. Betrachten Sie anschließend die Fotos, die Sie gemacht haben, und schreiben Sie in Ihr Zurück-zur-Natur-Tagebuch, welche Gefühle dieses Ritual bei Ihnen ausgelöst hat. Haben Sie sich bei der Beobachtung des Sonnenaufgangs belebt und motiviert gefühlt? Haben Sie beim Betrachten des Sonnenuntergangs ein Gefühl der Ruhe und des inneren Friedens gespürt?

VOGELBEOBACHTUNG

Das Beobachten von Vögeln ist eine Übung in Achtsamkeit. Wenn Sie Vögel beobachten und ihre Bewegungen, Farben und Geräusche wahrnehmen, werden Sie wahrscheinlich Ihre ganze Aufmerksamkeit darauf richten. Sie werden vollkommen in den Moment eintauchen und sich eng mit sich selbst und der Natur verbunden fühlen.

DIE WIRKUNG

Da Vogelbeobachtung konzentrierte Aufmerksamkeit erfordert, geht sie mit allen erwiesenen stimmungs- und gesundheitsfördernden Effekten der Achtsamkeit einher.[54] Sie ermutigt Sie nicht nur dazu, vollkommen präsent und still zu sein, sondern auch die Natur in Ihrer Umgebung und Ihren eigenen Geisteszustand wahrzunehmen. Diese Praxis versetzt Sie mitten in die Natur und inspiriert Sie dazu, still zu sein, sich an die frische Luft zu begeben und geduldig zu beobachten und wahrzunehmen. Vielleicht stellen Sie fest, dass Sie sich umso ruhiger und mehr im Einklang mit sich selbst fühlen, je öfter Sie diese Übung ausführen. Probleme und Streitigkeiten in Ihrem Alltag werden relativiert, wenn Sie sich mit der Natur verbinden.

Studien haben gezeigt, dass sich das Beobachten von Vögeln positiv auf unsere psychische Gesundheit auswirkt.[55] Laut einem führenden Forscher der University of Exeter, Dr. Daniel Cox, ist Vogelbeobachtung für unser psychisches Wohlbefinden wichtig und stellt sowohl zu Hause als auch in der Natur eine sehr »vielversprechende« präventive Gesundheitsmaßnahme dar, die auch in Städten zu einem gesünderen, glücklicheren Lebensumfeld beiträgt.[56]

ERLEBNISBERICHT

An die Freude und das Wunder der Vogelbeobachtung führten mich erstmals meine Leserinnen und Leser heran. Als ich Bücher über spirituelle Zeichen und Omen schrieb und entdeckte, dass es mehr im Leben gibt, als es auf den ersten Blick scheint, erhielt ich viele fesselnde Geschichten über Vögel, die in Zeiten der Trauer, der Krise, des Streits oder des Verlusts erschienen und den Menschen unmittelbaren Trost schenkten. Jessica erzählte mir, dass sie bei der Beisetzung ihres Sohnes untröstlich war. Sie wusste nicht, wie sie den Schmerz aushalten sollte, aber dann flogen zwei Rotkehlchen direkt vor ihr durch die Luft und setzten sich auf ihre Schuhspitzen. Der Moment war so ungewöhnlich, dass Jessicas endlose Tränenflut unterbrochen wurde und sie auf einmal völlig präsent war. Ihre ebenfalls trauernden Familienangehörigen und Freunde bemerkten es ebenso wie der Pfarrer und für etwa eine Minute waren alle still, so als hätten sie stillschweigend vereinbart, dass niemand ein Wort sagen sollte.

Das ungewöhnliche Verhalten der beiden Rotkehlchen schenkte nicht nur Jessica, sondern allen Umstehenden großen Trost und löste in ihnen ein Gefühl der Ehrfurcht und des Staunens aus. Jessica sagte mir, dass sie danach das Gefühl hatte, nicht allein zu sein und dass sogar die Natur mit ihr trauerte und ihrem Sohn die letzte Ehre erwies. Sie erzählte mir auch, dass ihr Sohn eine Zwillingsschwester hatte, die allerdings bei der Geburt gestorben war. Daher glaubte sie, dass die beiden Rotkehlchen ihre Kinder waren und ihr ein Zeichen gaben, dass sie im Geist wieder vereint waren.

Wenn Sie sich ein Video von einem Rotkehlchen ansehen möchten, das anderen trauernden Müttern ein unbegreifliches Gefühl der Ruhe eingibt, suchen Sie im Internet nach den Worten *robin* (dt. »Rotkehlchen«), *video* und *grieving mother* (dt. »trauernde Mutter«) und folgen Sie dem Link. Es ist ein unglaublich bewegendes und tröstliches Video. Aufgrund dieser und ähnlicher Geschichten änderte sich nach und nach meine Perspektive auf Vögel. Ich begann, sie wahrzunehmen und wollte mehr über sie erfahren. Seitdem ist Vogelbeobachtung für mich zu einem Hobby geworden und ich versuche, so oft wie möglich nach draußen zu gehen und alle Details über die gesehenen Vögel zu notieren. Für mich ist es ein überaus beruhigendes, tröstliches und entspannendes Erlebnis, sie wahrzunehmen und nie sicher zu sein, welche Arten ich sehen werde, wie sie sich verhalten und wie nahe sie mich an sich heranlassen werden.

DAS RITUAL ZUM LEBEN ERWECKEN

Für dieses Ritual sollten Sie sich etwa eine halbe Stunde Zeit nehmen. Gehen Sie einfach nach draußen und suchen Sie sich einen Platz, an dem Sie stehen oder sitzen können. Die ideale Zeit ist am Nachmittag, denn die oben genannte Forschung über die stimmungsaufhellende Wirkung von Vogelbeobachtung deutet daraufhin, dass man um diese Zeit am meisten Stress abbauen kann.

Richten Sie Ihre Aufmerksamkeit einfach auf das Aussehen, das Verhalten und die Geräusche der Vögel um Sie herum. In Zentraleuropa werden Sie am ehesten Vögel wie Rotkehlchen, Krähen oder Tauben entdecken, aber es spielt keine Rolle, welche Art Sie sehen, beobachten Sie sie einfach. Jede Art wird Ihnen dabei helfen, sich zu entspannen und sich mit der Natur zu verbinden.

Schenken Sie den Vögeln, die Sie beobachten, Ihre volle Aufmerksamkeit. Seien Sie still und bewegen Sie sich so wenig wie möglich. Sie sollten sie weder ermutigen, sich Ihnen zu nähern, noch ihnen Futter anbieten, sondern sie einfach beobachten. Tauchen Sie in die Aktivität ein. Wenn es an der Zeit ist, weiterzugehen, bedanken Sie sich bei den Vögeln für die Ruhe, die Schönheit und das Gefühl der Verbundenheit, das sie Ihnen geschenkt haben.

HINDERNISSE

Wenn Sie in einer Stadt leben, denken Sie vielleicht, dass Sie keine Vögel sehen werden, aber in einem Park oder auf einer Grünfläche werden Sie überraschend viele entdecken. Sollte es tatsächlich nur sehr wenige Vögel in Ihrer Umgebung geben, ist dies ein klarer Hinweis darauf, dass Sie sich eine Auszeit nehmen sollten, um einen Park oder einen Wald aufzusuchen.

Bei Angst vor Vögeln können Sie das Ritual ändern, und beispielsweise Insekten beobachten. Schauen Sie, wie viele Schmetterlinge, Bienen oder Ameisen Sie entdecken können. Beobachten Sie sie und empfinden Sie Dankbarkeit für ihre Anwesenheit und das Gefühl der Verbundenheit mit der Natur, das sie Ihnen schenken.

Ein Fernglas ist für dieses Ritual vielleicht hilfreich. Ich würde Ihnen raten, es nur für die Vogelbeobachtung in einem Park oder Wald zu verwenden. Das bloße Auge ist für die Vogelbeobachtung gut geeignet. Wenn Sie dieses Ritual mit einem Fernglas durchführen möchten, sollten Sie sich bewusst sein, dass nicht jeder Sie für einen unschuldigen Vogelbeobachter halten wird. Wenn Sie es in einem Park oder von Ihrem Fenster aus benutzen, müssen Sie vielleicht den Leuten in Ihrer Umgebung und den Passanten erklären, dass Sie nur Vögel beobachten!

TUN SIE'S

Hören Sie damit auf, die Vögel, die Ihren Weg kreuzen, als selbstverständlich zu betrachten – gehen Sie nach draußen und beobachten Sie sie. Zählen Sie, wie viele Sie sehen, listen Sie die verschiedenen Arten auf, die Sie erkennen, und beobachten Sie ihr Verhalten.

NACH VORNE BLICKEN

Wenn Sie bereits Vogelbeobachter sind, wird Ihnen dieses Ritual helfen zu verstehen, dass Ihr Hobby auch eine kraftvolle Achtsamkeitsübung darstellt. Legen Sie zu Beginn jeder Vogelbeobachtung eine heilige Absicht fest. Wenn Sie noch nie Vögel beobachtet haben, wird Sie dieses Ritual hoffentlich dazu ermutigen, dies regelmäßig zu tun. Nach der ersten Durchführung werden Sie womöglich feststellen, dass das Ritual ein bisschen süchtig macht. Das Beobachten von Vögeln ist eine Aktivität, die den meisten Menschen ans Herz wächst, weil sie sowohl anregend als entspannend wirkt und an der frischen Luft ausgeübt wird.

Wenn Sie einen Garten haben, sollten Sie vielleicht ein Vogelhaus aufhängen, um die Vögel in Ihren Garten zu locken. Achten Sie jedoch darauf, dass es vor Eichhörnchen sicher ist, da diese gern Vogelhäuser plündern. Sie können auch in ein leichtes Fernglas investieren, aber achten Sie darauf, sich bei längeren Ausflügen keine Nackenschmerzen zuzuziehen.

Falls Sie dieses Hobby weiter ausbauen möchten, könnten Sie einer örtlichen Gruppe für Vogelbeobachtung beitreten. Alternativ können Sie allein Vögel beobachten gehen. So oder so, können Sie einen Schritt weitergehen, indem Sie mehr über die verschiedenen Vogelarten in Erfahrung bringen. Beeindrucken Sie sich selbst und andere mit der Fähigkeit, Arten zu bestimmen und ein paar Fakten über sie zu wissen. Es gibt auch viele Vogelschutzvereine sowie Online-Gruppen und Websites mit zahlreichen Informationen, ebenso wie nützliche Apps zur Vogelbeobachtung und -zählung, darunter »NABU Vogelwelt«.

FÜRS PROTOKOLL

Verbindungsritual mit der Natur: Führen Sie die Vogelbeobachtung mindestens 30 Minuten lang draußen in der Natur oder von Ihrem Fenster aus durch, wenn Sie nicht nach draußen gehen können.

Die Theorie: Das Beobachten von Vögeln wirkt sowohl beruhigend als auch anregend und stellt eine einfache Methode dar, um sich mit der Natur zu verbinden.

Die Übung: Achten Sie bei der Durchführung dieses Rituals auf Ihre Gedanken und Gefühle und überlegen Sie, wie die Vogelbeobachtung Ihnen dabei helfen kann, sich mehr auf Ihre Gedanken und Gefühle zu konzentrieren und sich zugleich als Teil der Natur zu fühlen. Notieren Sie die Anzahl der gesehenen Vögel, alle erkannten Arten und das Verhalten der Vögel. Übertragen Sie die Ergebnisse in Ihr Zurück-zur-Natur-Tagebuch und schreiben Sie auch alle Gedanken oder Aha-Erlebnisse auf, die Sie über sich selbst, Ihr Leben oder den Planeten hatten.

RITUAL #18

DAS INNERE TIER FINDEN

Vor Jahrtausenden sahen sich die Menschen als Teil der Natur. Sie lebten und starben in einer natürlichen Umgebung und jagten oder züchteten einheimische Tiere. Mit der Zeit bemerkten unsere Vorfahren, dass bestimmte Tiere treue und liebevolle Gefährten sind, und heutzutage verbringen Millionen von Menschen ihr Leben mit Haustieren.

Die innige Verbindung zwischen Tieren und der Natur ist gut dokumentiert. So haben zum Beispiel Elefanten und andere Tiere, die 2004 vor dem verheerenden Tsunami in Südostasien in höher gelegene Gebiete zogen, viele Menschenleben in Thailand gerettet, da sie die Menschen durch ihr ungewöhnliches Verhalten auf die bevorstehende Katastrophe aufmerksam machten.

Mehr Interaktion mit Tieren ist eine naheliegende und unmittelbare Möglichkeit, in näheren Kontakt mit der Natur zu treten. Unsere Vorfahren wussten, dass Mensch, Tier und Natur miteinander verbunden sind. Unabhängig davon, ob Sie ein Haustier besitzen und sich als Tierliebhaber betrachten oder nicht, dieses Ritual wird Sie dazu ermutigen, Ihr Herz für Tiere zu öffnen.

DIE WIRKUNG

Die Interaktion mit Tieren hat eine nachgewiesene therapeutische Wirkung. Die Heilkraft von Tieren ist so wohltuend, dass die tiergestützte Therapie auch häufig in Hospizen zum Einsatz kommt.[57] Allein beim Streicheln einer Katze oder eines Hundes werden Glückshormone freigesetzt. Inhaftierte Straftäter, die einen Hund zur Pflege erhalten, zeigen bemerkenswerte Verhaltensänderungen.[58] Auch für Kinder mit Lernbehinderungen, ADHS (Aufmerksamkeitsdefizitsyndrom) oder Autismus ist es förderlich, mehr Zeit mit Tieren zu verbringen.[59]

Die Aufgabe, sich um ein Tier zu kümmern, kann Leben retten. Studien zeigen immer wieder, wie sehr Haustiere dabei helfen, Stress und Depressionen abzubauen und die Stimmung zu heben.[60] Ein Haustier liebt seinen Besitzer, egal wie müde oder launisch er wird, und es gibt keine größere Stärkung des Selbstwertgefühls als bedingungslose Liebe. Zeit mit einem Tier zu verbringen ist eine überaus verbindende Erfahrung. Außerdem ist man mit Haustieren in hervorragender Gesellschaft, besonders Menschen, die allein leben. Es kann für die geistige und körperliche Gesundheit sehr wohltuend sein, mit dem Hund auszugehen. Untersuchungen zufolge kann es das Wohlbefinden erheblich steigern, eine besondere Bindung zu seinem Hund aufzubauen.[61]

ERLEBNISBERICHT

Im Laufe der Jahre haben mir viele meiner Leserinnen und Leser bewegende Geschichten geschickt und mir erzählt, wie Tiere sie geheilt, getröstet, gerettet und inspiriert haben. Im Folgenden habe ich nur ein paar Beispiele aufgelistet:

»Meine Katze ist eine sehr liebevolle Gefährtin, die mir der Himmel geschickt hat. Sie spürt einfach, wenn ich mich niedergeschlagen fühle, und weiß instinktiv, wann sie kommen und sich neben mich legen muss.« Mike

»Meine Hunde bringen meine besten Eigenschaften zum Vorschein und die Zeit, die ich mit ihnen verbringe, ist ein wertvolles Geschenk.« Caitlin

»Ich verdanke mein Leben meinem Hund Samson. Ich bekam ihn ein Jahr, bevor mein Mann starb, und wäre ohne ihn vor Trauer umgekommen. Er ist für mich wie ein Vater, eine Mutter, ein Bruder, eine Schwester und ein liebevoller Freund. Ich liebe ihn über alles.« Laura

»Ich bin nicht in der Lage, Tierbesitzerin zu sein, aber ich liebe Tiere sehr und arbeite ehrenamtlich im örtlichen Tierschutzverein. Die Zeit, die ich dort verbringe, ist meine Lieblingszeit. Ich spüre die Freude der Tiere, wenn ich bei ihnen bin. Ich kann es nicht erklären, aber sie scheinen mich einfach zu verstehen. Einige der besten Gespräche, die ich je geführt habe, waren die stillen Gespräche mit den Tieren, die ich pflege.« John

Und wenn Sie weitere Erlebnisberichte lesen möchten, suchen Sie online nach der berühmten Geschichte *Ein Löwe namens Christian*. Schauen Sie, ob Sie dieses Video über das ergreifende Wiedersehen zwischen Mensch und Löwe nicht auch tief berührt und zum Staunen bringt.

DAS RITUAL ZUM LEBEN ERWECKEN

Nehmen Sie sich fünf bis zehn Minuten für dieses Ritual. Suchen Sie sich ein ruhiges Plätzchen, wo Sie nicht gestört werden, und denken Sie an ein Tier, das Sie mögen. Als Tierbesitzer können Sie Ihr Haustier nehmen, andernfalls wählen Sie irgendein Tier. Dabei kann es sich um einen Fuchs, einen Hirsch, einen Löwen, ein Pferd, einen Delfin oder ein anderes Tier handeln, das Sie sich gern vorstellen und das Ihnen ein gutes Gefühl gibt.

Wenn Sie bereit sind, schließen Sie die Augen und atmen Sie langsam und tief ein und aus. Sehen Sie das von Ihnen gewählte Tier vor Ihrem geistigen Auge in seinem natürlichen Lebensraum. Erlauben Sie sich anschließend, sich ganz auf die Erfahrung einzulassen, indem Sie sich in das Tier hineinversetzen. Nehmen Sie die Eigenschaften dieses Tieres an, werden Sie eins mit ihm. Beginnen Sie damit, Ihren Atem mit dem Atem des vorgestellten Tieres zu synchronisieren. Sehen Sie durch seine Augen und hören Sie durch seine Ohren. Tauchen Sie vollständig ins Tierreich ein. Rennen Sie über Wiesen auf der Jagd nach Beute oder gleiten Sie durch Ozeane. Stellen Sie sich in allen Details als dieses Tier vor. Was würde dieses Tier fühlen? Auch Tiere haben die Fähigkeit, zu fühlen, wahrzunehmen und zu erleben, weshalb diese Übung nicht so verrückt ist, wie Sie vielleicht denken. Stellen Sie sich vor, Sie würden den Körper, die Bewegungen, die Instinkte und das schlagende Herz eines Tieres haben. Auch Menschen sind Tiere, weshalb dieses Ritual einfacher sein wird, als Sie denken.

Wenn Sie bereit sind, Ihre Visualisierung zu beenden, finden Sie einen Ort, an dem sich Ihr Tier ausruhen und schlafen kann. Lassen Sie es dort zurück, während Sie langsam die Augen öffnen. Nehmen Sie Ihr Zurück-zur-Natur-Tagebuch und zeichnen Sie Ihr Tier.

HINDERNISSE

Falls es Ihnen schwerfällt, die Bilder und Inspiration für dieses Ritual zu finden, können Sie im Vorfeld Nachforschungen anstellen, indem Sie sich Videos von Ihrem Tier ansehen oder etwas darüber lesen. Sollte Ihnen die Übung weiterhin Schwierigkeiten bereiten, gibt es eine großartige Website, die Sie besuchen können: animalmeditations.com, wo Sie geführte Tiermeditationen finden (in englischer Sprache – Anm. d. Übers.) Wählen Sie einfach Ihr Tier aus der angebotenen Liste aus. Begeben Sie sich an einen ruhigen Ort, schließen Sie die Augen und lauschen

Sie der geführten Visualisierung auf der ausgewählten Aufnahme.[62]

Wenn Sie glauben, dass Tiere keine Gefühle haben, liegen Sie falsch. Sie brauchen sich nur mit einem beliebigen Tierbesitzer zu unterhalten, um sich davon überzeugen zu lassen, dass Tiere aus nichts als Gefühlen bestehen. Es gibt Untersuchungen, die darauf hindeuten, dass sogar Fische fühlen können. Falls Sie kein Tierliebhaber sind, wird dieses Ritual eine Herausforderung für Sie sein, aber persönliches Wachstum findet oft in Bereichen statt, die uns am schwersten fallen. Für die Verbindung mit der Natur ist die Interaktion mit Tieren unerlässlich, denn Tiere *sind* Natur. Denken Sie darüber nach, warum Sie sich in der Nähe von Tieren unwohl fühlen. Bestimmt wartet in den Antworten eine Lektion auf Sie. Als Teil der Natur sind Tiere unsere größten Lehrer.

TUN SIE'S

Wenn Sie nicht viel über das von Ihnen gewählte Tier wissen, recherchieren Sie online oder schauen Sie sich einen Dokumentarfilm an. Stellen Sie Ihren Timer auf fünf Minuten. Schließen Sie die Augen und werden Sie in Ihrer Vorstellung zu diesem Tier.

NACH VORNE BLICKEN

Wenn Sie möchten, können Sie dieses Ritual täglich durchführen – mit jedem Mal werden Sie mehr über das Tierreich und sich selbst erfahren. Sie können die Übung stets mit demselben Tier durchführen, um mehr über seine Lebensweise zu erfahren. Alternativ wählen Sie ein anderes Tier, in dessen Perspektive Sie sich hineinversetzen. Vergessen Sie nie, dass Sie ein Teil des Tierreichs sind. Stellen Sie nach jeder Tiermeditation eigene Nachforschungen über dieses Tier an, um zu sehen, ob Ihre Vorstellungen der Wahrheit entsprachen.

Dieses Ritual will Sie dazu inspirieren, Tiere in Ihrem Alltag bewusster wahrzunehmen und zu respektieren. Wenn jemand mit einem freundlichen Hund an Ihnen vorbeigeht, streicheln Sie ihn, wenn der Besitzer es erlaubt. Streicheln Sie eine Katze und senden Sie Ihre Dankbarkeit an Tiere, die Sie auf Feldern oder Bauernhöfen sehen und die wahrscheinlich ihr Leben für Sie geben werden.

Sie können noch einen Schritt weitergehen, indem Sie ein Tier adoptieren. Das bedeutet nicht, dass Sie mit diesem Tier zusammenleben, sondern jeden Monat einen kleinen Geldbetrag an eine Wohltätigkeitsorganisation zahlen, die sich in der Wildnis oder im Tierheim um dieses Tier kümmert. Wenn Sie nicht bereits ein Haustier besitzen und Ihre Lebensumstände es erlauben, können Sie auch in Erwägung ziehen, ein Tierheim aufzusuchen und einem verlassenen oder vernachlässigten Tier ein liebevolles Zuhause zu geben. Meiner Meinung nach gibt es keine bessere Möglichkeit, einen Teil der Natur zu sich nach Hause zu holen, als ein Tier bei sich aufzunehmen.

FÜRS PROTOKOLL

Verbindungsritual mit der Natur: Schließen Sie die Augen und stellen Sie sich für mindestens fünf Minuten vor, wie es wäre, ein bestimmtes Tier zu sein, das Sie vorab ausgewählt haben.

Die Theorie: Tiere sind ein Teil der Natur. Wenn Sie sich mit Ihrer Vorstellungskraft direkt in die Welt eines Tieres versetzen, verbinden Sie sich über Ihr Einfühlungsvermögen mit der Natur.

Die Übung: Achten Sie bei der Durchführung dieses Rituals darauf, wie Sie sich dabei fühlen. Was haben Sie über sich selbst gelernt, als Sie die Welt des Tieres betraten? Schreiben Sie in Ihr Zurück-zur-Natur-Tagebuch, welche Einsichten Sie aus Ihrer Tiermeditation gezogen haben.

BARFUSS GEHEN

Es ist eine sinnliche und heilsame Erfahrung, barfuß über Gras, Schlamm und Sand zu gehen. Wahrscheinlich sind Sie als Kind in Ihrem Garten oder draußen oft barfuß herumgelaufen, aber wann haben Sie zum letzten Mal Gras unter den Füßen gespürt? Es gibt einen Grund, warum Barfußgehen so beruhigend ist: Die Erde ist eine Quelle lebendiger Energie, und wenn Sie barfuß gehen, treten Sie mit dieser Energie in Kontakt und nehmen sie vom Boden durch Ihre Fußsohlen in Ihren Körper auf. Diese natürliche Energie nährt Ihren Körper, Ihren Geist und Ihre Seele.

DIE WIRKUNG

Barfußgehen hat erwiesenermaßen einen therapeutischen Nutzen, für den es mittlerweile einen Begriff gibt: »erden« (engl. *earthing*).[63] Wenn Sie draußen barfuß herumlaufen, erden Sie sich.

Vielleicht gehen Sie nur in Innenräumen barfuß, aber dieses Ritual wird Ihnen zeigen, dass das Barfußgehen im Freien mit verschiedenen energie- und gesundheitsfördernden Effekten einhergeht, darunter einer aufrechten Haltung, einem besseren Gleichgewichtssinn, einer stärkeren Bein- und Fußmuskulatur sowie verminderten Fußschmerzen, die durch schlecht sitzende Schuhe entstehen. Forschungen zufolge kann das Erden durch den direkten physischen Kontakt mit der Erde die Stimmung und Gesundheit verbessern.[64] Eine Studie hat gezeigt, dass Stress durch Barfußgehen über Gras erheblich verringert wird, weil dabei vermehrt Glückshormone freigesetzt werden. Laut Reflexologen stimuliert Barfußgehen auch Akupunkturpunkte an den Füßen, die das Sehvermögen fördern. Die direkte Aufnahme von Energie aus der Erde kann zudem Negativität vertreiben, den Hormonhaushalt regulieren, den Blutdruck senken und die Konzentration verbessern.

ERLEBNISBERICHT

Mike ist ein ehemaliger Kollege von mir, der mich in das Wunder des Erdens eingeführt hat. Jeden Mittag ging er nach draußen auf die Grünfläche vor seinem Büro, zog seine Schuhe und Socken aus und lief auf dem Rasen umher. Wenn er bei schlechtem Wetter nicht nach draußen gehen konnte, blieb er drinnen, zog seine Schuhe aus und lief eine Weile in Socken durch das Büro.

Zuerst nahm ich an, dass er Fußbeschwerden hätte und seine Schuhe ausziehen müsste, um die Schmerzen zu lindern. Als ich ihn besser kennenlernte, erkundigte ich mich nach seiner Abneigung gegen Schuhe und er erzählte mir, dass Barfußgehen sein Leben verändert habe. Zuvor war er so depressiv gewesen, dass er nicht aus dem Haus gegangen war und nie Sport getrieben hatte. Einer seiner Freunde empfahl ihm eine Geh-Therapie, bei der man mit einem Therapeuten spricht, während man geht. Mikes Therapeut riet ihm, seine Schuhe und Socken auszuziehen und barfuß neben ihm zu gehen. Für Mike war es unglaublich, wie viel positiver und energischer er sich nach wenigen Sitzungen des Barfußgehens fühlte.

Rückblickend sagt er, dass er es lediglich bedauere, das Barfußgehen nicht früher entdeckt zu haben. Er glaubt, dass er dadurch die dunklen Jahre der Depression hätte vermeiden können. Durch diese Praxis hat er auch seine Liebe zur Natur neu entdeckt und sucht so oft wie möglich Waldgebiete oder Grünflächen auf, um seine Seele baumeln zu lassen.

DAS RITUAL ZUM LEBEN ERWECKEN

Dieses Ritual könnte einfacher oder angenehmer nicht sein. Nehmen Sie ein kleines Handtuch, gehen Sie nach draußen und suchen Sie Gras, Erde, Sand oder eine andere natürliche Oberfläche. Achten Sie darauf, dass keine Steine oder scharfen Gegenstände auf dem Boden liegen. Ihr Garten oder ein nahe gelegener Park reicht aus. Die ideale Zeit ist am frühen Morgen bei Sonnenaufgang oder am Abend bei Sonnenuntergang, aber wählen Sie eine Zeit aus, die sich gut für Sie anfühlt.

Ziehen Sie dann Ihre Schuhe und Socken aus und gehen Sie mindestens zehn Minuten auf dem Rasen spazieren. Ritualisieren Sie das Barfußgehen, indem Sie darauf achten, wie sich der direkte Kontakt mit der Natur durch Ihre Füße anfühlt. Genießen Sie die Rückverbindung mit der Natur. Kosten Sie das Erlebnis mit jedem Schritt aus, und wenn Sie sich an irgendeinem Punkt ängstlich oder verlegen fühlen oder sich fragen sollten, warum Sie dies tun, erinnern Sie sich daran, dass wissenschaftliche Untersuchungen die gesundheitsfördernde Wirkung des Erdens nachgewiesen haben.

Wenn Sie ein paar Minuten herumgelaufen sind, wischen Sie mit einem Handtuch Dreck oder Gras von Ihren Füßen und ziehen Sie Ihre Socken und Schuhe wieder an. Kehren Sie zu Ihrer Routine zurück und nehmen Sie die beruhigende und nährende natürliche Energie der Erde überall mit hin, die Sie über Ihre Fußsohlen in Körper, Geist und Seele aufgenommen haben.

HINDERNISSE

Das größte Hindernis für dieses Ritual ist das Wetter. Bei Regen, Schnee, Wind oder Kälte ist Barfußlaufen kein Vergnügen. Wenn Sie sich wegen schlechten Wetters nicht erden können, warten Sie, bis es wieder angenehmer wird. Kräftigen Sie in der Zwischenzeit Ihre Füße, indem Sie tagsüber die Schuhe ausziehen und drinnen so viel wie möglich barfuß oder in Socken herumlaufen. Sie können auch überlegen, sich Erdungsmatten für zu Hause zu besorgen.

Falls Sie befürchten, sich Infektionen einzufangen oder in etwas zu treten, das Ihre Füße verletzen könnte, können Sie den Weg, den Sie barfuß gehen möchten, zuerst mit Schuhen ablaufen. Suchen Sie den Boden nach unangenehmen Überraschungen ab, um sicherzustellen, dass Sie nicht in spitze Gegenstände treten. Falls Sie Schnittwunden oder offene Wunden an den Füßen haben, sollten Sie vor dem Ritual ausreichend Pflaster darauf kleben oder warten, bis die Wunden verheilt sind.

Scham ist ebenfalls ein großes Hindernis für dieses Ritual. Womöglich machen Sie sich Sorgen darüber, was andere von Ihnen denken, wenn Sie barfuß gehen. Falls Sie das Ritual in der Öffentlichkeit ausführen, besteht durchaus die Möglichkeit, dass andere Sie kritisieren oder Ihnen Fragen stellen. Antworten Sie einfach, dass Sie die Erde unter Ihren Füßen spüren wollen. Wenn Sie sich jedoch unwohl fühlen und keine Aufmerksamkeit auf sich ziehen möchten, können Sie das Ritual an einem nicht öffentlichen Ort oder zu einer Zeit vollziehen, in der Sie nicht gesehen werden.

Sollten Sie Schwierigkeiten beim Gehen haben, können Sie das Ritual abändern, indem Sie einfach mit nackten Füßen auf dem Rasen sitzen, anstatt zu gehen.

TUN SIE'S

Wenn es das nächste Mal schön und der Boden trocken ist, nehmen Sie sich einen Moment Zeit, um Ihre Schuhe auszuziehen und Ihre Füße unmittelbar mit der natürlichen Energie der Erde in Verbindung zu bringen. Gehen Sie mindestens zehn Minuten lang barfuß.

NACH VORNE BLICKEN

Dieses Ritual könnte Ihnen einen Anreiz dazu bieten, längere Phasen des Erdens auszuprobieren. Je öfter Sie es durchführen, desto lohnender wird es und desto intensiver werden Sie die stimmungs- und gesundheitsfördernde Wirkung spüren. Sobald Sie dieses Ritual auf Gras durchgeführt haben, experimentieren Sie mit Erde, Schlamm oder anderen natürlichen Oberflächen. Achten Sie immer darauf, dass Sie sich auf sicherem Boden erden und keine gefährlichen Gegenstände herumliegen.

Wenn Sie gern gärtnern, probieren Sie es einmal barfuß aus, um das Erlebnis noch intensiver zu gestalten. Gärtnern könnte ein eigenes Ritual in diesem Buch sein, da es erwiesenermaßen mit ähnlich stresslindernden sowie stimmungs- und gesundheitsfördernden Effekten einhergeht wie das Erden. Wenn sich Ihnen die Gelegenheit zum Gärtnern bietet, sollten Sie diese immer wahrnehmen, da Sie bei der Gartenarbeit wunderbar mit dem Gras, der Erde und der Natur in Verbindung treten können.

Irgendwann möchten Sie sich vielleicht auch gern am Meer am Strand erden. Denn natürlich fühlt sich nichts besser, entspannender oder natürlicher an, als barfuß über Sand zu laufen, solange es nicht zu viele Kieselsteine oder scharfkantige Muscheln gibt.

Wenn Sie mehr über das Erden erfahren möchten, finden Sie viele Informationen online. Es ist eine erstaunlich wohltuende Therapie für alle, die sich von der Natur isoliert fühlen. Außerdem gibt es immer mehr berühmte Befürworter dieser Praxis, die gern bereit sind, ihr Wissen über die zahlreichen Heilkräfte unserer schönen Erde weiterzugeben.

FÜRS PROTOKOLL

Verbindungsritual mit der Natur: Gehen Sie mehrere Minuten barfuß auf Gras, Erde, Sand oder einer anderen natürlichen Oberfläche.

Die Theorie: Der direkte Kontakt mit der Erde stimmt Sie auf die Energie der Natur ein. Durch die Füße nehmen Sie die beruhigende, ausgleichende und nährende Energie der Erde unmittelbar auf.

Die Übung: Richten Sie beim Barfußgehen Ihre Aufmerksamkeit auf jeden einzelnen Schritt. Beachten Sie, dass jeder Schritt, den Sie gehen, völlig anders ist. Jeder Grashalm und jeder schlammige Weg ist so einzigartig wie jeder Augenblick in Ihrem Leben. Stimmen Sie sich auf die Erde und sich selbst ein, wenn Sie barfuß gehen. Wenn Sie fertig sind, schreiben Sie in Ihr Zurück-zur-Natur-Tagebuch, was Sie über die Erde und sich selbst gelernt haben.

RITUAL #20

WALDBADEN

Dieses Ritual erfordert mehr Zeit und Vorbereitung als die vorherigen Rituale, weil Sie sich hierfür voll und ganz auf die Kunst des Waldbadens einlassen müssen. Damit ist nicht gemeint, dass Sie ein Bad im Wald nehmen, sondern mit all Ihren Sinnen in den Wald eintauchen.

Beim Waldbaden entfernen wir uns automatisch von den Anforderungen und Ablenkungen unseres geschäftigen modernen Lebens, das uns allzu oft von der Natur trennt. Diese Praxis versetzt Sie direkt in das lebendige, pulsierende Herz der Natur.

Das sogenannte *shinrin-yoku* hat seinen Ursprung im Japan der 1980er-Jahre. Damals erkannte die japanische Forstkommission, dass die Menschen sich wieder mehr mit der Natur verbinden mussten, weil sie durch die technologischen Fortschritte zu weit von ihrem natürlichen Zustand entfernt waren. Grob übersetzt bedeutet *shinrin-yoku* »in der Waldatmosphäre baden« oder »den Wald mit den Sinnen aufnehmen«.

Die therapeutischen Effekte des Waldbadens sind so überzeugend, dass viele japanische Unternehmen regelmäßiges Waldbaden als Gesundheitsvorsorge für ihre Angestellten anbieten. Obwohl es viele Regeln gibt, die dabei helfen sollen, die Erfahrung so intensiv wie möglich zu gestalten, ist Waldbaden im Grunde sehr einfach und natürlich. Man verbringt Zeit zwischen Bäumen in der Natur, um sich mit seinem authentischen oder natürlichen Selbst zu verbinden und persönliches Wachstum sowie persönliche Veränderung zu erleben.

DIE WIRKUNG

Wälder sind unglaubliche natürliche Ressourcen und die meisten Menschen wissen instinktiv um die natürliche Heilkraft des Waldes, der sowohl beruhigend als auch anregend wirkt. Studien bestätigen, was unser Instinkt längst weiß: Waldbaden kann Stress abbauen sowie die Konzentration, die Energie, die Abwehrkräfte und die Kreativität fördern.[65] Es ist ein entspannendes Erlebnis, das die Chance auf eine erholsame Nachtruhe erhöht, was nicht sonderlich überrascht, da der Wald über Jahrtausende der Lebensraum unserer Vorfahren war. Tief in uns besteht das Bedürfnis, wieder eine Verbindung mit der Natur – unserer wahren Heimat – zu spüren.

Bei einer Studie fand man heraus, dass Angstgefühle nach einem Waldbad deutlich niedriger sind als nach einem Spaziergang durch die Stadt.[66] Beide Gruppen profitierten von gesundheitlichen Vorteilen durch die Bewegung, aber die Waldspaziergänger zeigten eine deutlich verbesserte Stimmung.

Experten sind sich einig, dass sich Waldbaden erheblich auf die Stimmung und Gesundheit auswirkt.[67] Es kann dabei helfen, abzuschalten, sich zu entschleunigen, vollständig im Moment aufzugehen, sich auszuruhen und Kraft zu tanken. Natürlich gibt es viele wunderbare Möglichkeiten, sich mit der Natur zu verbinden, aber Waldbaden ist vielleicht eine der heilsamsten Methoden, die am meisten Veränderung bringt. Wenn Sie sich glücklicher und gesünder fühlen und sich mit der Natur verbinden möchten, gehen Sie in den Wald.[68]

ERLEBNISBERICHT

Als Kind wuchs ich in einem Waldgebiet auf. Dann zog ich nach London und hatte über ein Jahrzehnt keinen Kontakt zu Bäumen und Wäldern. Es gibt spektakuläre Parks in London, aber irgendwie fand ich nie die Zeit, sie zu besuchen. Es ist kein Zufall, dass ich in meinen Londoner Jahren auch am schwersten unter Depressionen litt. Damals erkannte ich keinen Zusammenhang zwischen meiner Entfremdung von der Natur und meiner Stimmung, aber im Nachhinein ist es für mich offensichtlich, dass mir in meinem Leben die Verbindung mit der Natur fehlte.

In den letzten 20 Jahren hatte ich das Glück, direkt neben einem Wald zu leben, und ich habe mich aus einem bestimmten Grund für diesen Wohnort entschieden. Die Gewissheit, dass ich morgens zuerst Bäume sehen würde, war ausschlaggebend für meine Entscheidung, dort zu leben. Schon als ich mein Haus zum ersten Mal sah, haben mich die Bäume wie magisch angezogen, und so ist es bis heute geblieben. Sie waren für mich da, als ich meine beiden Kinder großzog und meine Bücher schrieb. Sie waren mein Trost in harten Zeiten und erdeten mich, wenn ich fröhlich war. Ich gehe dort jeden Tag mit meinen Hunden spazieren und meine Katzen laufen frei im Wald herum. Bei schönem Wetter streife ich immer durch den Wald und denke mir Ideen für Bücher aus. Wenn ich mich allein, gestresst oder unsicher fühle, ist der Wald stets meine erste Anlaufstelle.

Die Bäume, neben denen ich lebe, werden auch weiterhin mein Zufluchtsort und mein Weg zu innerer Ruhe sein, weil sie mir eine tiefe Verbindung zu meinem wahren Selbst und zur Natur aufzeigen. Ein Tag, an dem ich keine Zeit in der Nähe von Bäumen verbracht habe, fühlt sich für mich irgendwie nicht ganz rund an.

DAS RITUAL ZUM LEBEN ERWECKEN

Planen Sie voraus und tragen Sie ein Datum in Ihr Tagebuch ein, an dem Sie sich ein oder zwei Stunden Zeit nehmen können, um in den Wald zu fahren. Recherchieren Sie im Vorfeld etwas über das Gebiet, das Sie besuchen werden. Jeder Wald erzählt seine eigene Geschichte, vor allem alte Wälder, die schon viele Jahrzehnte alt sind. Informieren Sie sich über ungewöhnliche Pflanzen, Bäume, Tiere, Insekten oder Vögel, die Sie dort mit etwas Glück entdecken können. In der Zwischenzeit können Sie »Ritual 14: Wurzeln schlagen« (siehe

Seite 161) wiederholen, um sich in die richtige Stimmung für Ihr Waldbad zu versetzen.

Wenn der Tag des Waldbadens gekommen ist, sollten Sie genügend Wasser, Obst oder leichte Snacks und vielleicht ein Handtuch mitnehmen, auf dem Sie sitzen können. Begeben Sie sich anschließend in den Wald und verbringen Sie dort so viel Zeit wie möglich. Natürlich sollte Ihre Sicherheit immer oberste Priorität haben. Wenn Sie allein im Wald baden, achten Sie darauf, dass das von Ihnen gewählte Gebiet nicht zu abgelegen ist. Nehmen Sie Ihr Telefon mit und lassen Sie jemanden wissen, wohin Sie gehen.

Schalten Sie, sobald Sie angekommen sind, die Benachrichtigungen auf Ihrem Telefon aus und schlendern Sie dann einfach durch den Wald – mit Betonung auf »schlendern«. Schreiten Sie nicht zügig oder energisch voran. Beim Waldbaden geht es nicht um ausreichende Bewegung, sondern um die Rückverbindung mit der Natur über die Sinne. Spazieren Sie durch den Wald, bis Sie einen Baum finden, zu dem Sie sich besonders hingezogen fühlen. Nehmen Sie sich Zeit bei der Auswahl des Baumes und wählen Sie einen aus, mit dem Sie sich aus unerklärlichen Gründen verbunden fühlen. Lehnen Sie sich an seinen Stamm, auch mit dem Kopf, und nehmen Sie mit all Ihren Sinnen die Aussichten, Gerüche und Geräusche Ihrer Umgebung auf. Berühren Sie den Baum, um seine Textur zu spüren, und schmecken Sie die frische Luft. Lauschen Sie dem Vogelgesang, spüren Sie die Brise und betrachten Sie die Pflanzen.

Verabschieden Sie sich anschließend voller Dankbarkeit von dem Baum und gehen Sie achtsam weiter. Atmen Sie langsam und tief die Waldluft ein und berühren Sie beim Weitergehen Blätter, Pflanzen, Blumen und Äste. Nachdem Sie sich einen geeigneten Platz neben oder unter einem Baum ausgesucht haben, können Sie Ihr Handtuch ausbreiten. Setzen Sie sich ruhig auf das Handtuch und verbinden Sie sich mit der Erde. In dieser Sitzhaltung können Sie alles wahrnehmen, was um Sie herum geschieht. Der Wald strotzt nur so vor Leben. Um es mit den Worten von Peter Wohlleben, dem Autor von *Das geheime Leben der Bäume* zu sagen: »In einer Handvoll Walderde leben mehr Organismen als Menschen auf dem Planeten.«

Wenn Sie bereit sind, weiterzugehen, üben Sie sich abwechselnd in achtsamem Gehen und Sitzen und wählen Sie die Orte nach Belieben aus, bis es an der Zeit ist, in Ihr Alltagsleben zurückzukehren. Wenn Sie aus dem Wald gehen, zelebrieren Sie den Übergang zurück zur Normalität, indem Sie etwas Wasser trinken und einen Apfel oder ein Stück Obst essen.

HINDERNISSE

Wenn es Winter, kalt oder regnerisch ist oder Sie einfach keine Zeit für ein Ritual haben, tragen Sie einen Besuch im nächstgelegenen Wald in Ihren Kalender ein. Überprüfen Sie die Wettervorhersage für die kommenden Tage in Ihrer

Region. Wenn Sie trotz der Belege für die gesundheitsfördernde Wirkung des Waldbadens glauben, keine Zeit dafür zu haben, würde ich Ihnen raten, einmal innezuhalten und Ihre Prioritäten zu überdenken.

Falls Sie in Ihrer Mobilität eingeschränkt sind und der nächste Wald nicht erreichbar ist, suchen Sie einen Park oder ein baumbestandenes Gebiet in Ihrer Nähe auf. Anstatt ein ausgiebiges Waldbad zu nehmen, könnten Sie sich auch kleine Dosen Natur holen. Gehen Sie nach draußen, auch nur für fünf Minuten, um alle Ihre Sinne mit der Natur zu verbinden – dem Gras, den Bäumen, dem Schlamm, dem Wind, der Sonne, dem Licht und dem Himmel. Lesen Sie noch einmal »Ritual 12: Mit den Sinnen erleben« (siehe Seite 141), um sich inspirieren zu lassen. Kurz gesagt: Nehmen Sie die Natur in sich auf, wann immer Sie können, auch wenn Sie nur am Fenster sitzen und eines der Rituale aus Teil 1 dieses Buchs wiederholen. Gönnen Sie sich eine lebensbereichernde Mikrodosis Natur, indem Sie die Natur wertschätzen, in sie eintauchen und sich wieder mit ihr verbinden.

TUN SIE'S

Achten Sie darauf, dieses Ritual nicht immer wieder aufzuschieben, weil Sie dafür einen bestimmten Ort finden und ein oder zwei Stunden Ihrer Freizeit opfern müssen. Es lohnt sich, sich die Mühe zu machen, denn solange Sie das Ritual nicht ausprobiert haben, werden Sie nicht wissen, wie viel besser Sie sich danach fühlen werden.

NACH VORNE BLICKEN

In den kommenden Tagen, Monaten und Jahren sollten Sie versuchen, regelmäßiges Waldbaden in Ihren Alltag zu integrieren. Betrachten Sie es als Gesundheitsvorsorge, die Ihnen hilft, Stress abzubauen sowie Ihre Stimmung und Gesundheit zu verbessern. Wenn Sie in Ihrem Leben oft den Wald vor lauter Bäumen nicht sehen, gehen Sie in den Wald!

Viel Spaß beim Aufsuchen und Erkunden neuer Wälder. Ritualisieren Sie das Waldbaden, indem Sie vollkommen in den Moment eintauchen und genau verstehen, warum Sie dies tun. Sie verbinden sich wieder mit der Natur und Ihrem wahren Selbst. Es geht weniger darum, Ihr Zuhause zu verlassen und sich eine Auszeit im Wald zu nehmen, sondern vielmehr darum, in den »Lebensraum« zurückzukehren, in dem unsere frühen Vorfahren gelebt und sich entwickelt haben. Ziehen Sie auch in Erwägung, »Ritual 19: Barfuß gehen« (siehe Seite 209) in dieses Ritual zu integrieren und barfuß im Wald zu gehen.

Darüber hinaus können Sie sich über die Möglichkeit eines Waldurlaubs und über Waldschulen informieren. Vielleicht befindet sich auch ein Waldschutzgebiet in Ihrer Nähe, das Sie interessiert.[69, 70, 71] Besuchen Sie Retreats und Akademien, die Waldbaden anbieten, oder treten Sie einem Waldschutzverein bei. Sie können auch ernsthaft in Erwägung ziehen, ob Sie einen Baum pflanzen oder Baumpatin/ Baumpate werden möchten. Bäume sind Lebewesen und brauchen unser Mitgefühl, unsere Liebe und unsere Unterstützung.

FÜRS PROTOKOLL

Verbindungsritual mit der Natur: Besuchen Sie einen Wald und tauchen Sie in die Natur ein.

Die Theorie: Ein Waldbesuch ist ein bewährtes Mittel gegen Stress, das erwiesenermaßen eine Wohltat für Geist, Körper und Seele ist.

Die Übung: Nehmen Sie Ihr Zurück-zur-Natur-Tagebuch mit, wenn Sie Waldbaden gehen. Wenn Sie unter einem Baum sitzen und Ihre Umgebung genießen, möchten Sie vielleicht Ihre Gedanken und Gefühle aufschreiben. Alternativ können Sie sie in Ihr Tagebuch schreiben, wenn Sie wieder zu Hause sind. Zeit in der Nähe von Bäumen zu verbringen führt in der Regel zu tiefgehenden Einsichten und einem erweiterten Verständnis von der wahren Bedeutung und dem Sinn des Lebens.

RITUAL #21

MIT WASSER VERSCHMELZEN

Wasser ist Leben. Ein erwachsener menschlicher Körper besteht zu 75 Prozent aus Wasser und Wasser bedeckt etwa 70 Prozent der Erdoberfläche, weshalb es kaum überrascht, dass Wasser für viele gleichbedeutend mit Natur ist. Wir haben eine tiefe, natürliche Affinität zu Wasser und Wissenschaftler haben herausgefunden, dass wir uns ursprünglich aus Meereslebewesen entwickelt haben. Experten zufolge spielte die auf Wasser basierende Ernährung, die reich an wertvollen Omega-3-Fettsäuren aus Algen und Fischen war, eine wichtige Rolle bei der Entwicklung von Meeres- zu Landlebewesen. Für unsere Vorfahren im Altertum war es überlebenswichtig, in der Nähe von Wasser zu leben, um die Ernährung sicherzustellen. Auch heutzutage zieht es im Urlaub viele instinktiv zu Stränden und Seen und Grundstücke mit Meer-, See- oder Flussblick sind sehr gefragt.

Ohne Wasser würde es kein Leben geben. Wasser ist die Kraft der Natur und der mächtigste natürliche Rohstoff der Erde. Aus diesem Grund möchte ich Sie mit dem letzten Ritual dieses Buchs dazu ermutigen, mehr Zeit in der Nähe von Wasser zu verbringen. Am Anfang dieses Buchs haben Sie Grün gesehen, am Ende sehen Sie Blau.

DIE WIRKUNG

Abgesehen davon, dass Sie in engen Kontakt zur Natur treten, ist die Zeit, die Sie in Wassernähe verbringen, auf emotionaler und psychologischer Ebene mit vielen positiven Effekten verbunden.

Wissenschaftlichen Studien zufolge setzen wir allein beim Anblick von Wasser Chemikalien frei, die die Durchblutung von Herz und Gehirn stimulieren und die Wachsamkeit, Stimmung und Konzentration steigern.[72] Das Ritual kann auch ein Gefühl der Ruhe hervorrufen, was vielleicht daran liegt, dass ein Großteil unseres Gehirns aus Wasser besteht. Womöglich erinnert uns ein offenes Gewässer auch unbewusst an das schützende Fruchtwasser im Mutterleib.[73] Andere Studien haben gezeigt, dass die Nähe zu einem offenen Gewässer und der Anblick von landschaftlich reizvollen Meeren, Seen, Wasserfällen und Flüssen Gefühle der Ehrfurcht und der Verbundenheit mit etwas Größerem hervorrufen kann.[74] Darüber hinaus wird angenommen, dass Mineralien und Salze aus dem Meer oder der Meeresluft besonders gut für die psychische Gesundheit sind. Auch der Klang von Wasser kann heilend sein und Untersuchungen haben gezeigt, dass das achtsame Hören von rauschenden Wellen oder plätscherndem Wasser mit einer beruhigenden Wirkung einhergeht.[75]

Im englischen Sprachraum gibt es einen Begriff für die These, dass wir in der Nähe von, im, auf oder unter Wasser in einen leicht meditativen Zustand geraten und die heilende Wirkung des Wassers erfahren: den *Blue Mind* (dt. »blauer Geist«). Unter Wissenschaftlern findet diese Theorie immer mehr Zustimmung und manche Experten gehen sogar davon aus, dass sie sich in den kommenden Jahren auch in der breiten Öffentlichkeit durchsetzen wird.[76]

ERLEBNISBERICHT

Als Teenager verliebte ich mich rettungslos in die Lake Poets (die Anfang des 19. Jahrhunderts im heutigen Cumbria in Großbritannien lebten). Ich liebte sie so sehr, dass ich nach meinem Schulabschluss genug Geld für einen Kurztrip in den Lake District sparte. Die Szenen, die ich beim Lesen der Naturpoesie von Wordsworth und Coleridge im Geist vor mir gesehen hatte, wollte ich unbedingt mit eigenen Augen sehen. Es war mein erster Trip weit weg von zu Hause und ich reiste ganz allein. Die Reise fühlte sich wie eine Pilgerfahrt an, was sie auch war, wie sich später herausstellte. Sollten Sie noch nie im Lake District gewesen sein, lassen Sie mich Ihnen versichern: Er ist der Himmel auf Erden. Drei Tage lang lief ich um einige der großen Seen herum und unternahm Bootsfahrten.

Meine Jugend war nicht gerade einfach. Mein Vater hatte eine Behinderung und meine Mutter litt unter Depressionen. Manchmal hatte ich das Gefühl, die ganze Verantwortung auf mich bürden und für meine Eltern wie ein »Elternteil« sein zu müssen. Das war anstrengend. Die drei Tage in der Ferne veränderten alles für mich. In der Nähe von Wasser und inmitten der Schönheit der Natur konnte ich meinen Stress und meine Ängste abbauen. Ich spürte, dass ich Teil von etwas Größerem war, und fühlte mich am Ende des Aufenthalts wie neugeboren.

Im Laufe der Jahre habe ich von meinen Leserinnen und Lesern zahlreiche Nachrichten und Briefe erhalten, in denen sie mir ihre Geschichten über die heilende Wirkung von Wasser erzählten. Unvergesslich war die einer trauernden jungen Mutter namens Sarah, die nach der Totgeburt ihres Sohnes so deprimiert war, dass sie darüber nachdachte, sich das Leben zu nehmen. Ihr Partner buchte einen Strandurlaub, um ihr zu helfen, die Trauer zu überwinden. Weil Sarah den Urlaubermassen aus dem Weg gehen wollte, stand sie sehr früh auf, um den Strand für sich allein zu haben. In diesen ruhigen Momenten, in denen sie allein am Strand spazieren ging, »sprach« das Meer zu ihr und half ihr, ihr Herz auf eine Weise zu heilen, wie nichts und niemand es hätte tun können. Bis heute kann sie nicht erklären, warum, aber sie fühlte sich auf ewige und magische Weise mit der Natur, dem Leben, sich selbst und ihrem totgeborenen Sohn verbunden und die Gefühle der Hoffnung und des Trostes dauern bis heute an. Das Meer hat buchstäblich Sarahs Leben gerettet.

Ein weiterer unvergesslicher Brief kam von Tom, dessen Mutter an Demenz erkrankt war. Er ging oft mit ihr am Fluss spazieren und bemerkte, dass sie während dieser Spaziergänge entspannter und ruhiger war und manchmal wieder klarer wurde. Seine Mutter ist vor Kurzem gestorben, doch er ist dankbar, dass sie ihn beim Spazierengehen am Fluss verstand und er ihr alles sagen konnte, was er auf dem Herzen hatte, zum Beispiel wie viel sie ihm bedeutete.

DAS RITUAL ZUM LEBEN ERWECKEN

Dieses Ritual erfordert eine gewisse Vorausplanung. Wählen Sie einen nahegelegenen Ort am Wasser und halten Sie sich einen Termin in Ihrem Terminkalender frei, um dort Zeit zu verbringen – idealerweise eine Stunde oder mehr, je nachdem wie viel Zeit Sie entbehren können. Suchen Sie das Meer, einen See oder einen Fluss auf. Wichtig ist nur, dass es ein großes offenes Gewässer ist.

Sammeln Sie nach ihrer Ankunft einen Stein, ein Blatt oder eine Blume auf und halten Sie diesen Gegenstand in Ihrer Hand. Schalten Sie Ihr Telefon auf lautlos und beginnen Sie, am Wasser oder am Strand spazieren zu gehen. Sie sollten nicht zügig gehen, sondern schlendern und langsame, vorsichtige Schritte machen. Richten Sie sich in Ihrem Tempo nach dem Wasser. Tauchen Sie mit Ihren Gedanken und Gefühlen in das Wasser ein. Beobachten Sie, wie die Wellen brechen, der Fluss fließt oder der See glitzert. Wenn Ihnen störende Gedanken in den Sinn kommen, können Sie sie wahrnehmen und davonfließen lassen. Verschmelzen Sie mit dem Wasser. Denken Sie daran, dass es lebensspendend und reinigend ist. Durch Wasser sind wir alle mit der Natur und der Ganzheit des Lebens verbunden. Wasser ist Heiler, Lehrer und Spiegel in einem. Was spiegelt es Ihnen wider?

Gehen Sie so lange, wie Sie sich inspiriert fühlen, und treten Sie dann den Rückweg zum Ausgangspunkt an. Wenn Sie bereit sind zu gehen, lenken Sie Ihre Aufmerksamkeit auf den Stein, das Blatt oder die Blume in Ihrer Hand und danken Sie im Stillen dem Wasser. Werfen Sie den Gegenstand anschließend ins Wasser und sehen Sie zu, wie er untergeht oder davontreibt. Wenn es sicher ist, tauchen Sie die Hände ins Wasser und streichen Sie mit den Fingern darüber. Gehen Sie in dem Wissen, dass dieses Ritual heilend und transformierend für Sie war.

HINDERNISSE

Wenn es Ihnen nicht möglich ist, dieses Ritual durchzuführen, weil Sie einfach keine Zeit finden, an einem Strand spazieren zu gehen, an einem See oder Fluss zu sitzen oder die Fahrt dorthin schwierig ist, besteht dennoch die Möglichkeit, die heilende Kraft des Wassers in Ihr Leben zu holen. Sie könnten zum Beispiel Ihr örtliches Schwimmbad aufsuchen oder ein Bad nehmen. Mit Luftbefeuchtern können Sie für eine gesunde Luftfeuchtigkeit sorgen. Hören Sie auch eine Online-Aufnahme oder App mit dem Klang von fließendem Wasser, prasselndem Regen oder rauschenden Wellen am Strand – die ideale Zeit dafür ist abends, wenn

Sie sich vor dem Schlafengehen entspannen möchten. Auch Wasserspiele in Haus und Garten oder ein Aquarium bringen die heilende Kraft des Wassers in Ihr Leben.

Das Schwimmen in Seen und Flüssen erfreut sich einer immer größeren Beliebtheit, aber denken Sie immer zuerst an Ihre Sicherheit. Vielleicht gibt es versteckte Strömungen oder Trümmer, die Sie an der Oberfläche eines Sees oder Flusses nicht sehen können, und selbst an einem heißen Tag kann die Temperatur in wilden Gewässern extrem kalt sein. Schwimmen Sie parallel zum Ufer und an Plätzen, die überwacht oder von Rettungsschwimmern bewacht werden. Gehen Sie am besten mit Begleitern ins Wasser und achten Sie auf Schilder, die auf mögliche Gefahren hinweisen. Informieren Sie sich auch online über Strand- und Freibäder in Ihrer Umgebung.

Zu guter Letzt sollten Sie auch bei Ihrer nächsten Urlaubsbuchung daran denken, wie gut es für Ihre Gesundheit, Ihre Stimmung und Ihre Verbindung mit der Natur ist, in der Nähe von, im, auf oder unter Wasser zu sein. Buchen Sie einen erholsamen Strandurlaub, gehen Sie tauchen oder unternehmen Sie eine Flussbootsfahrt. Wenn Sie im Urlaub einen spektakulären Wasserfall besuchen können, umso besser.

TUN SIE'S

Planen Sie etwas Zeit ein, um in die Nähe von Wasser zu gelangen und dieses Ritual durchzuführen. Spüren Sie dabei, wie Ruhe und Freude durch Sie hindurchströmen.

NACH VORNE BLICKEN

Nachdem Sie dieses Ritual durchgeführt und seinen Nutzen gespürt haben, wiederholen Sie es immer wieder an derselben Stelle oder an verschiedenen Plätzen am Wasser. Vielleicht möchten Sie noch einen Schritt weitergehen und sich der *Blue-Mind*-Bewegung anschließen, die von Wallace J. Nichols New-York-Times-Bestseller *Blue Mind* inspiriert wurde. *Blue-Mind*-Vertreter halten sich gern in der Nähe von Wasser auf und wollen unsere Denkweise, unser Empfinden und unser Verhalten in Bezug auf Wasser verändern. Ein Aufenthalt in der Nähe von Wasser ist auf emotionaler, psychologischer, sozialer und spiritueller Ebene mit überaus positiven kognitiven Effekten verbunden.

Wenn Sie bei Ihren Spaziergängen am Wasser Abfälle – vor allem Plastikabfälle – sehen, fühlen Sie sich vielleicht dazu berufen, ein »blauer Krieger« oder eine »blaue Kriegerin« zu werden und fangen an, den Müll aufzusammeln und wegzuwerfen. Falls Sie dies tun, denken Sie daran, Schutzhandschuhe zu tragen. Suchen Sie auch nach Gruppen in Ihrer Region, die an Stränden und am Wasser Müllsammelaktionen durchführen.

Sie können noch einen Schritt weitergehen. Wenn Sie erst einmal am Wasser sind, hindert Sie nichts daran, eine noch intensivere Verbindung mit dem Wasser aufzunehmen und Aktivitäten wie Schwimmen, Rudern, Kanufahren, Segeln, Surfen oder Tauchen nachzugehen.

FÜRS PROTOKOLL

Verbindungsritual mit der Natur: Unternehmen Sie einen achtsamen Spaziergang an einem offenen Gewässer.

Die Theorie: Die Forschung zeigt, dass sich ein Aufenthalt nahe am Wasser positiv auf das Gehirn auswirken und das ganzheitliche Wohlbefinden steigern kann.

Die Übung: Halten Sie Ihren Spaziergang am Wasser in Ihrem Zurück-zur-Natur-Tagebuch fest. Schreiben Sie auf, wie Sie sich bei diesem Ritual gefühlt haben und was Sie beim Anblick von Wasser über die Natur und sich selbst gelernt haben. Haben Sie begonnen darüber nachzudenken, was Ihnen wichtig ist? Hat es Ihnen Klarheit gebracht, Stress abgebaut und Ihnen geholfen, sich dem Fluss des Lebens hinzugeben? Haben Sie tiefe, innere Ruhe gefunden?

ZURÜCK ZUR NATUR

Jetzt sind Sie am Ende Ihres dreiwöchigen Kurses angelangt und ich vertraue darauf, dass Sie die positiven Effekte bereits spüren. Ich hoffe, dieses Buch hat Ihnen geholfen, sich wieder voller Liebe und Respekt mit der unverzichtbaren Lebenskraft der Natur zu verbinden – sowohl in Ihrem Inneren als auch in Ihrer Umgebung. Immer, wenn Sie sich allein, ängstlich oder freudlos fühlen, wissen Sie jetzt, dass das beste Gegenmittel ein Spaziergang an der frischen Luft und Zeit allein in der Natur ist. Um es mit den unsterblichen Worten Anne Franks zu sagen: »Ich bin fest davon überzeugt, dass die Natur allen Leidenden Trost bringen kann.«

Zögern Sie nicht, mit mir in Kontakt zu treten und mir Ihr Feedback mitzuteilen. Weitere Informationen dazu finden Sie auf Seite 241. Ich würde mich freuen, von Ihnen zu hören, und wenn Sie Fotos, Zitate, Fragen oder Geschichten zum Thema Natur haben, schicken Sie sie gern an mich und Krysia, damit wir sie einem größeren Publikum zugänglich machen können.

In Zukunft können Sie alle 21 Rituale so oft wiederholen, wie es Ihnen beliebt. Noch besser wäre, Sie würden damit

beginnen, Ihre eigenen Zurück-zur-Natur-Rituale zu kreie-
ren. Wichtig ist, dass die Zeit an der frischen Luft in der
Natur von jetzt an der ersten und nicht an der letzten Stelle
Ihrer Prioritätenliste steht.

GEIST, KÖRPER, SEELE

Unabhängig davon, ob Sie drei Wochen lang täglich ein Ritual durchgeführt oder einfach nur jedes Kapitel dieses
Buchs durchgelesen haben – Sie haben sich selbst ein un-
geheuer heilendes Geschenk gemacht. Jedes Mal, wenn Sie
über die Natur nachdenken oder sie erleben, verbinden Sie
sich mit etwas Größerem als sich selbst. Das kann demütig
stimmen, aber auch ermächtigend sein, weil Sie mit einem
Teil von sich in Kontakt treten, der Sie mit allem und jedem
verbindet. Dabei handelt es sich um den Teil von Ihnen, der
weiß, was für Sie richtig ist, noch bevor es Ihnen selbst bewusst ist. Es ist Ihr authentisches Selbst oder Ihre Seele.

Wir wissen zwar, dass es für unsere körperliche und geis-
tige Gesundheit eine Wohltat ist, an die frische Luft zu gehen, doch viele beachten nicht, dass es auch die Seele zum
Schwingen bringt. Sie sind nicht nur ein Körper mit einem
Geist, sondern haben auch Gefühle oder eine innere Welt.
Diese innere Welt können Sie Ihren Geist, Ihr Wesen oder
Ihre Lebenskraft nennen, aber unabhängig von der Bezeich-
nung ist es der Ort, an dem Sie Ruhe finden. Jedes der 21
Naturrituale in diesem Buch soll Sie daran erinnern, dass
ein Aufenthalt in der Natur Ihnen zwar dabei helfen kann,
die Ruhe von außen nach innen zu lenken, dass wahre Ver-

wandlung jedoch von innen nach außen stattfindet. Wenn Sie Ihre eigene Energie spüren können und feststellen, dass es in der Natur in Bäumen, Pflanzen, Blumen, Tieren, Flüssen, Seen und Meeren sowie im Feuer eine ähnliche Energie gibt, ist es unmöglich, sich allein zu fühlen oder zu denken, dass das eigene Leben nicht Teil von etwas Größerem und absolut Großartigem ist. Indem Sie durch diese Rituale Ihr Herz für die Schönheit der Natur öffnen, lassen Sie ihren Zauber auf sich wirken, der Ihr Leben verändern und Ihnen Ruhe bringen wird.

KONTAKTINFORMATIONEN

Wenn Sie Fragen, Einsichten oder Naturgeschichten und Inspirationen haben, die Sie mit mir teilen möchten, setzen Sie sich gern unter angeltalk710@aol.com oder über www.theresacheung.com mit mir in Verbindung. Sie können mich auch über meine Autorenseiten auf Facebook und Instagram erreichen. Ich würde mich freuen, von Ihnen zu hören und Ihre Geschichten vielleicht mit einem breiteren Publikum zu teilen. Ich lege Wert darauf, jeder Person zu antworten, die mit mir Kontakt aufnimmt, aber haben Sie bitte Verständnis, dass dies etwas länger dauern kann, wenn gerade viel zu tun ist oder ich mir eine Auszeit nehme, um selbst Wolken zu beobachten oder im Wald zu baden!

Auch die Naturheilpraktikerinnen Alexandra und Krysia würden sich freuen, von Ihnen zu hören. Informationen darüber, wie Sie sich mit diesen beiden weisen, fürsorglichen Seelen in Verbindung setzen können, finden Sie in ihren jeweiligen Kapiteln (siehe Seite 67 für Alexandras und Seite 161 für Krysias Kontaktinformationen).

Es liegt eine große Kraft darin, sich mit anderen zu verbinden, die Ihre Sensibilität und tiefe Liebe zur Natur teilen. Ich hoffe, dass Sie sich irgendwann mit uns in Verbindung setzen werden, um uns von Ihren Erfahrungen mit diesem Buch oder anderen Erkenntnissen über die Natur zu berichten. Je mehr Menschen Grün sehen, desto besser ist es für uns, für alle anderen und für den Planeten.

EINFÜHRUNG: ZURÜCK ZUR NATUR

1   https://www.theatlantic.com/magazine/archive/2017/01/aweso-
    meness-is-everything/508775 https://www.sciencedirect.com/
    science/article/abs/pii/S0072494414000024 https://sites.psu.
    edu/siowfa15/2015/09/15/watching-the-sunset-can-make-you-
    happier https://www.psychologytoday.com/gb/blog/minding-
    the-body/201407/how-admiring-the-sunset-changes-you-the-
    better

2   https://www.childrenandnature.org/about/nature-deficit-disor-
    der

3   Richardson, M., Cormack, A., McRobert, L., Underhill, R.: *30
    Days Wild: Development and Evaluation of a Large-Scale Na-
    ture Engagement Campaign to Improve Well-Being*, PLoS ONE,
    11(2):e0149777, 2016.
    Warber, Sara L. et al.: *Addressing »Nature-Deficit Disorder«: A
    Mixed Methods Pilot Study of Young Adults Attending a Wilderness
    Camp. Evidence-based complementary and alternative medicine*,
    eCAM, Band 2015: 651827, DOI: 10.1155/2015/651827, 2015.

4   Peter Wohlleben: *Das geheime Leben der Bäume*, Ludwig Buchver-
    lag, 2015.

5   Brooks, A. et al.: *Don't Stop Believing: Rituals Improve Perfor-
    mance by Decreasing Anxiety*, Harvard Business School, Jan. 2017,
    https://faculty.chicagobooth.edu/jane.risen/research/Don't_
    stop_believing_rituals.pdf.
    Conman, A.: *Designing personal grief rituals: An analysis of sym-
    bolic objects and actions*, Lancaster University Research Portal,
    Death Studies, 19. Juni 2016, https://www.researchgate.net/
    publication/307922851_Designing_personal_grief_rituals_An_
    analysis_of_symbolic_objects_and_actions.

Hobson, N. M. et al.: *Rituals decrease the neural response to performance failure,* PeerJ, e3363, DOI: 10.7717/peerj.3363, 2017.

Neal, D. et al.: *How do people adhere to goals when willpower is low? The profits and pitfalls of strong habits,* American Journal of Personality and Social Psychology, 104(6), DOI: 10.1037/a0032626, Juni 2013, S. 959–975.

Norton, M., Hino, F.: *Rituals alleviate grieving for loved ones, loves and lotteries,* Journal of Experimental Psychology, 143(1), DOI: 10.1037/a0031772, Feb. 2014, S. 266–272; ePub, 1, 11. Feb. 2013.

6 https://www.scientificamerican.com/article/why-rituals-work
   www.bakadesuyo.com/2015/10/ritual

7 Ich habe nach Möglichkeit zu jedem Ritual Fußnoten zu den entsprechenden Studien und Referenzen hinzugefügt. Bitte beachten Sie jedoch, dass sich wissenschaftliche Forschung mit der Zeit verändert und es möglich ist, dass Ideen oder Forschungen auf falsche oder veraltete Quellen oder Personen verweisen. Wenn Ihrer Meinung nach eines von beiden zutrifft, senden Sie mir bitte eine E-Mail an angeltalk710@aol.com und ich werde versuchen, das Problem zu korrigieren.

RITUAL 1: GRÜN SEHEN

8 https://www.theguardian.com/lifeandstyle/2008/jul/06/healthandwellbeing.relaxation31
   https://journals.plos.org/plosone/article?id=10.1371/journal.pone.0101651
   Azeemi, Samina T. Yousuf, Raza, S. Mohsin: *A critical analysis of chromotherapy and its scientific evolution.* Evidence-based complementary and alternative medicine, eCAM, Band 2,4, DOI: 10.1093/ecam/neh137, 2005, S. 481–488.
   https://pdfs.semanticscholar.org/1df7/c9d7780e9cfed3c538dc-fa00a81e4b2d07d9.pdf

9 http://healthpsych.psy.vanderbilt.edu/color_therapy.htm
   Lam, R. W. et al.: *A controlled study of light therapy for bulimia*

nervosa, American Journal of Psychiatry, 151(5), Mai 1994, S. 744–750.

Oren, D. A. et al.: *Treatment of seasonal affective disorder with green light and red light,* American Journal of Psychiatry, 148(4), April 1991, S. 509–511.

10 https://www.telegraph.co.uk/men/active/10568898/Sports-visualisation-how-to-imagine-your-way-tosuccess.html

RITUAL 2: SAMEN SÄEN

11 Wilson, Edward O.: *Biophilia,* Harvard University Press, *The biophilia hypothesis,* Encyclopædia Britannica, Encyclopædia Britannica Ultimate Reference Suite, Chicago: Encyclopædia Britannica, 2014.

12 https://www.fastcompany.com/3021742/want-to-be-more-productive-buy-some-desk-plants
https://www.sciencedirect.com/science/article/abs/pii/S0272494410001027?np=y
https://journals.sagepub.com/doi/abs/10.1177/0013916513499584

13 Park, S. H., Mattson, R. H.: *Ornamental indoor plants in hospital rooms enhanced health outcomes of patients recovering from surgery,* Journal of Alternative and Complementary Medicine, 15(9), DOI: 10.1089/acm.2009.0075, Sep. 2009, S. 975–980.
http://www.bbc.com/earth/story/20160420-how-nature-is-good-for-our-health-and-happiness
Lee, M. S. et al.: *Interaction with indoor plants may reduce psychological and physiological stress by suppressing autonomic nervous system activity in young adults: a randomized crossover study,* Journal of Physiological Anthropology, 34(1):21, 2015.

14 Lambert, G. W. et al.: *Effect of sunlight and season on serotonin turnover in the brain,* The Lancet, 360, 7. Dez. 2002, S. 1840–1842.

RITUAL 3: STRAHLEN

15 Stothard E. L. et al.: Cir*cadian Entrainment to the Natural Light-Dark Cycle across seasons and the weekend,* Current Biology, Elsevier, 20. Feb. 2017.

16 https://www.nhs.uk/live-well/healthy-body/how-to-get-vita-min-d-from-sunlight
https://www.ncbi.nlm.nih.gov/pmc/articles/PMC4143492
Miquel Porta (Hg.), Dictionary of Epidemiology, Oxford University Press. S. 179, 2014.

17 https://www.nhs.uk/conditions/seasonal-affective-disorder-sad

18 https://www.srs.fs.usda.gov/pubs/ja/2011/ja_2011_larson_001.pdf
https://www.nhs.uk/common-health-questions/lifestyle/are-sunbeds-safe
https://www.sciencealert.com/vitamin-d-tablets-may-be-worse-for-you-then-nothing-at-all
https://www.france24.com/en/20181010-has-world-gone-mad-mental-health-disorders-rise-every-country-globally
http://coolcosmos.ipac.caltech.edu/ask/7-How-hot-is-the-Sun

RITUAL 4: HEILKRÄUTER

19 https://www.medicalnewstoday.com/articles/323556.php

20 https://www.google.co.uk/amp/s/www.history.com/.amp/news/spices-of-life-in-ancient-egypt

21 https://apps.who.int/iris/bitstream/handle/10665/254610/WHO-MSD-MER-2017.2-eng.pdf;jsessio-nid=3C066D350D7C8E8630F9F3DF6844E976?sequence=1

22 Lee, I. S. et al.: Effects *of lavender aromatherapy on insomnia and depression in women college students,* Taehan Kanho Hakhoe Chi, 2006.
Moss, Mark, Lorraine, Oliver: *Plasma 1,8-cineole correlates with cognitive performance following exposure to rosemary essential oil aroma,* Therapeutic Advances in Psychopharmacology, Band 2,3,

DOI: 10.1177/2045125312436573, 2012, S. 103–113.

Moss, M. et al.: *Modulation of cognitive performance and mood by aromas of peppermint and ylang-ylang,* International Journal of Neuroscience, 118(1), Jan. 2008, S. 59–77.

https://www.onegreenplanet.org/natural-health/8-incredible-health-benefits-thyme

RITUAL 5: KRISTALLKRAFT

23 https://www.livescience.com/40347-crystal-healing.html

RITUAL 6: DANKE SAGEN

24 https://www.theatlantic.com/health/archive/2014/03/science-compared-every-diet-and-the-winner-is-real-food/284595

25 Katz, D. L., Meller, S.: *Can we say what diet is best for health?,* Annual Review of Public Health, 35:1, 2014, S. 83–103.
    D. L. Katz und S. Meller:
    Prevention Research Center, Yale University School of Public Health, Griffin Hospital, Derby, Connecticut 06418; E-Mail: david.katz@yale.edu.
    Yale University School of Medicine, New Haven, Connecticut 06510.

26 https://www.npr.org/sections/thesalt/2016/02/18/467136329/is-organic-more-nutritious-new-study-adds-to-the-evidence

27 https://www.livehealthyiowakids.org/wp-content/uploads/2017/03/Family-Mealtimes-2.pdf

28 https://psycnet.apa.org/record/2007-12619-004

RITUAL 7: FRUCHTMANDALAS

29 https://www.nytimes.com/1998/01/05/nyregion/tibetan-mandala-shimmers-and-is-gone.html

30 Kristeller, J. L. et al.: *Mindfulness-based eating awareness training for treating binge eating disorder: the conceptual foundation,* Journal of Eating Disorders, Jan.–Feb. 2011.

RITUAL 8: FRISCHE LUFT

31 https://www.nhs.uk/news/mental-health/green-exercise-and-mental-health

32 https://www.telegraph.co.uk/health-fitness/body/why-fresh-air-is-the-best-medicine

33 https://www.health.harvard.edu/mind-and-mood/relaxation-techniques-breath-control-helps-quell-errant-stress-response

RITUAL 9: WOLKEN BEOBACHTEN

34 https://news.harvard.edu/gazette/story/2018/04/harvard-researchers-study-how-mindfulness-may-change-the-brain-in-depressed-patients
https://news.harvard.edu/gazette/story/2018/04/less-stress-clearer-thoughts-with-mindfulness-meditation

35 https://scienceline.org/2016/06/watching-the-clouds-go-by
https://cloudappreciationsociety.org

RITUAL 10: NATURGERÄUSCHE

36 https://www.health.com/stress/why-nature-sounds-are-relaxing
https://www.sciencedaily.com/releases/2017/03/170330132354.htm

37 https://www.takingcharge.csh.umn.edu/how-does-nature-im-pact-our-wellbeing

38 Gould van Praag, C., Garfinkel, S., Sparasci, O. et al.: *Mind-wandering and alterations to default mode network connectivity when listening to naturalistic versus artificial sounds,* Scientific Reports, 7, 45273, DOI: 10.1038/srep45273, 2017.

RITUAL 11: STERNE BEOBACHTEN

39 https://www.psychologytoday.com/gb/blog/the-athletes-way/201704/the-power-awe-star-is-born-images-and-the-small-self

ot;8ot;8ot;8

40 https://news.uci.edu/2015/05/19/awe-promotes-altruistic-beha-vior-uci-led-study-finds

RITUAL 12: MIT DEN SINNEN ERLEBEN

41 https://www.sciculture.ac.uk/project/rethinking-the-senses
42 Baus, Oliver, Bouchard, Stéphane: *Exposure to an unpleasant odour increases the sense of Presence in virtual reality"*, Virtual Reality, 21, 10.1007/s10055-016-0299-3, 2016.
43 https://www.wbur.org/commonhealth/2018/04/06/harvard-study-relax-genes
Rudd, M., Vohs, K. D., Aaker, J.: *Awe expands people's perception of time, alters decision making, and enhances well-being*, Psychological Science, 23, 10.1177/0956797612438731, 2012, S. 1130–1136.

RITUAL 13: FOTOS SCHIESSEN

44 https://www.gsma.com/mobileeconomy
45 Henkel, L. A.: *Point-and-shoot memories: the influence of taking photos on memory for a museum tour,* Psychological Science, 25(2), DOI: 10.1177/0956797613504438, Feb. 2014, S. 396–402; ePub, 5. Dez. 2013.

RITUAL 14: WURZELN SCHLAGEN

46 https://memoori.com/learning-from-nature-to-develop-advan-ced-workplace-building-urban-networks
47 https://www.nationalgeographic.com/environment/global-war-ming/deforestation
48 Park, B. J. et al.: *The physiological effects of Shinrinyoku (taking in the forest atmosphere or forest bathing): evidence from field experiments in 24 forests across Japan*, Environmental Health and Preventive Medicine, 2010.
49 Goyal, M., Singh, S., Sibinga E. M, S. et al.: *Meditation Programs for Psychological Stress and Well-being: A Systematic Review and*

Meta-analysis, JAMA Internal Medicine, 174(3), 2014, S. 357–368.

RITUAL 15: MONDBADEN

50 https://www.abc.net.au/science/articles/2012/03/27/3464601.htm
    http://www.naturalbodyhealing.com/how_sun_and_moon_affect_us.html
51 www.spiritualresearchfoundation.org/spiritual-problems/effects-of-nature-and-environment/new-full-moon-effects
52 Siehe auch eines meiner (Theresa Cheung) Bücher: *The Moon Fix*, Quarto Books, 2020.

RITUAL 16: SONNENAUF- UND -UNTERGANG

53 Jia Wei Zhang, Ryan T. Howell, Ravi Iyer: *Engagement with natural beauty moderates the positive relation between connectedness with nature and psychological well-being,* Journal of Environmental Psychology, Band 38, 2014.
    https://whatisintheair.com/2019/04/the-sunrise-sunset-experiment
    https://www.psychologytoday.com/gb/blog/minding-the-body/201407/how-admiring-the-sunset-changes-you-the-better

RITUAL 17: VOGELBEOBACHTUNG

54 https://news.harvard.edu/gazette/story/2018/04/harvard-researchers-study-how-mindfulness-may-change-the-brain-in-depressed-patients
55 https://www.consumeraffairs.com/news/the-mental-health-benefits-of-bird-watching-022717.html
56 https://academic.oup.com/bioscience/article/67/2/147/2900179

RITUAL 18: DAS INNERE TIER FINDEN

57 Engelman, S. R.: *Palliative Care and the Use of Animal-assisted Therapy,* Omega (Westport), 67 (1-2), 2013, S. 63–67.

58 https://www.heritage.org/crime-and-justice/report/prisoners-dogs-training-and-rehabilitation

59 http://www.scas.org.uk/wp-content/uploads/2013/03/JOURNAL_AUT09_AUTISM.pdf

60 https://www.webmd.com/depression/features/pets-depression#1

61 Westgarth, Carri et al.: *I Walk My Dog Because It Makes Me Happy: A Qualitative Study to Understand Why Dogs Motivate Walking and Improved Health,* International Journal of Environmental Research and Public Health, Band 14, 8936, DOI: 10.3390/ijerph14080936, 19. Aug. 2017.

62 Bei Fragen zu Tiermeditation besuchen Sie animalmeditations.com. Wenn Sie daran interessiert sind, mit Ihren Tieren an Heilung und persönlichem Wachstum zu arbeiten, kontaktieren Sie: Animal Tranquillity, www.animaltranquillity.co.uk, tinaread@ymail.com, Facebook: Tina Read, Animal Tranquillity.

RITUAL 19: BARFUSS GEHEN

63 Chevalier, Gaétan et al: *Earthing: health implications of reconnecting the human body to the Earth's surface electrons,* Journal of Environmental Research and Public Health, Band 2012:291541, DOI: 10.1155/2012/291541, 2012.

64 Chevalier, Gaétan et al: *Earthing: health implications of reconnecting the human body to the Earth's surface electrons,* Journal of Environmental Research and Public Health, Band 2012:291541, DOI: 10.1155/2012/291541, 2012.
Oschman, James L. et al.: *The effects of grounding (earthing) on inflammation, the immune response, wound healing, and prevention and treatment of chronic inflammatory and autoimmune diseases,* Journal of Inflammation Research, Band 8, DOI: 10.2147/JIR.S69656, 24. März 2015, S. 83–96.

RITUAL 20: WALDBADEN

65 https://www.natureandforesttherapy.org/about/science
   https://www.sciencedirect.com/science/article/pii/
   S0378874115302907

66 https://www.npr.org/sections/health-
   shots/2017/07/17/536676954/forest-bathing-a-retreat-to-
   nature-can-boost-immunity-and-mood

67 Li, Qing, Dr.: *Die wertvolle Medizin des Waldes: Wie die Natur Körper und Geist stärkt*, Rowohlt Taschenbuch, 2018.

68 https://www.businessinsider.com/japanese-forest-bathing-can-
   improve-health-happiness-2018-4?r=US&IR=T

69 https://www.sdw.de/waldpaedagogik/waldschulen/index.html

70 https://www.waldkulturerbe.de/wald-und-forstwirtschaft-in-
   deutschland/waldwirtschaft/bekannte-deutsche-waldgebiete

71 https://www.nabu.de/natur-und-landschaft/schutzgebiete/
   deutschland/np/05793.html

RITUAL 21: MIT WASSER VERSCHMELZEN

72 https://www.huffpost.com/entry/living-by-ocean-he-
   alth_n_3516918
   https://pubs.acs.org/doi/abs/10.1021/es903183r
   https://www.lifehack.org/408837/science-explains-how-the-be-
   ach-can-change-our-brains-and-mental-health

73 https://globalnews.ca/news/4320204/lake-water-mental-he-
   alth-blue-space

74 https://www.apa.org/pubs/journals/releases/psp-pspi0000018.
   pdf

75 https://www.psychologytoday.com/gb/articles/200109/waters-
   wonders

76 https://www.bbc.co.uk/news/uk-england-45395944